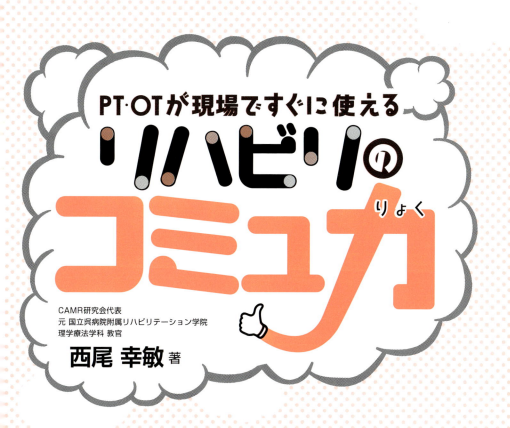

PT・OTが現場ですぐに使える
リハビリのコミュ力（りょく）

CAMR研究会代表
元 国立呉病院附属リハビリテーション学院
理学療法学科 教官

西尾 幸敏 著

金原出版株式会社

はじめに

　セラピストのみなさん、臨床で楽しく仕事をしていますか？
　「もちろん！」という読者の方もいると思いますが、ほとんどのセラピスト、特に新人さんにとっては必ずしもそうではないでしょう。医療保険や介護保険の制度がある以上、施設の収入を増やすためにできるだけたくさんの訓練を行うように言われているはずです。新人のみなさんは慣れない訓練に日々追われ、いつの間にか"流れ作業"のように仕事をしている方も多いと思います。

　また現場で出会うリハビリは難問だらけです。学校で学んだ知識と技術だけでは対応できないことが普通です。「痛い」とか「動かない」と訴えられても「どうしようもない」と諦めたりしていませんか？　そしていつの間にか時間に追われ、患者さんの問題を解決できないまま無力感にとらわれてしまい、「リハビリで少しでも患者さんとその家族のために働きたい！」という目標を忘れてしまっていませんか？

　実はリハビリの仕事を楽しくするコツがあります！

　それは新しい問題解決の方法を身につけることです。その時、その場でより良い状況変化を起こす方法を身につけましょう。毎日1人の患者さんで良いので、その方法を実践し、患者さんの問題解決や目標達成を少しずつでも積み重ねて熟練していくのです。
　新しい問題解決の方法は「医療的リハビリテーションのための状況的アプローチ（Contextual Approach for Medical Rehabilitation）」といい、頭文字をとってCAMR（カムル）と略します。CAMRはシステム論を基にした日本生まれのアプローチで、いままでみなさんが学校で習ったアプローチの弱点を補うものです。

聞き慣れない言葉が出てきて、難しそうと思われますか？
　でも大丈夫！

　本書ではストーリー形式でわかりやすく説明していきます。登場人物たちの会話をながめるだけでも、システム論やCAMRの考え方、アプローチが自然に理解できるようになっています。
　まずはとにかく読み進めてみましょう！　日々の仕事で活かせるヒントや知識、技術が満載です。明日からの臨床が変わります！

　なお、この本の舞台は筆者の経験から介護老人保健施設が選ばれていますが、本書で紹介する考え方は急性期・回復期の病院でも十分に応用できます。
　また介護保険制度を利用される方は「患者」ではなく「利用者」と呼ばれますが、リハビリの対象者としては「患者」の方がなじみ深いと思いますので、本書ではあえて「患者」と呼びます。
　また本書で「セラピスト」と呼ぶ場合、理学療法士・作業療法士を指します。

　2016年12月

西尾幸敏

CONTENTS

はじめに　　人物紹介……8

第1話　「科学的根拠」と「経験」はどちらも大事！
——痛みを訴える患者のリハビリ

Aさんの基本情報 11 ／前の病院からのリハビリ報告書〜いろいろ試みたが改善せず 12 ／Aさんの初日訓練〜目標を設定する 13 ／痛みにアプローチ！ 17 ／痛みの原因は必ず説明する 18 ／「痛みのない運動」が良い運動！ 19 ／ストレッチしながら、説明を念押しする 22 ／痛みと不安を解決するのはセラピストの「解決する姿勢」 23 ／徒手療法を活用する 25 ／「科学的根拠」と「日常生活経験」のどっちが大事？ 27 ／プラシーボ手術が示すこと 30 ／Aさんのその後の経過〜少しずつ運動量を増やす 30 ／足場作りで訓練を動機づける 34 ／例外探しではなく例外作り 35 ／状況変化のアプローチ〜一時的な状況変化を積み重ねる 37 ／内骨格系と外骨格系の違い 39 ／痛みで「定型的な動きになる」 41 ／「運動余力」を改善しよう！ 42 ／運動余力を高めるための運動課題集〜「実りある繰り返し課題」 44 ／「治療方略」で治療の目標設定と達成するための計画を作る 45 ／CAMR（医療的リハビリテーションのための状況的アプローチ）？？ 46 ／3週〜退所までのプログラム 47

第2話　CAMRと足場作りの技術
——達之介のリハビリ勉強会①

運動や訓練の意味は「コンテキスト（文脈）」から生まれる 49 ／患者さんと協力していく「足場作り」の技術 50 ／「足場作り」を実践しよう！ 53 ／徒手療法は状況変化の技術？ 55 ／変形性膝関節症などの痛みでも「治療方略」は有効 58 ／サプリメント販売の「テレビ・ショッピング」から学ぶ 59

第3話　「最初にうまくいった方法」をいつまでも繰り返さない！
——脳梗塞右片麻痺患者のリハビリ

Bさんの基本情報 61 ／前の病院からのリハビリ報告書〜手すりでの歩行は可能？ 62 ／Bさん訓練初日〜動きを計測する 62 ／上田法〜脳性運動障害後の硬い身体を柔らかくする徒手療法 64 ／装具を外してみる 67 ／歩行の違いから読み取れること 72 ／装具を外したねらい 73 ／「探索」の技術でセラピストの価値に気付いて

もらう 74／「隠れた運動余力」と「不使用スキル」に気付こう 74／脳性運動障害後の体の硬さを改善する徒手療法にはどんなものがある？ 76／「患側下肢の支持性」の不思議 77／どんな徒手療法でもCAMRで応用できる 78／Bさんの2日目の訓練〜成功体験はこう積み重ねてもらう 79／その後の訓練経過 82／Bさんは退所後3カ月で1人で出歩けるようになった 84／訓練を振り返って〜短期間で大きな変化を起こす 85／体を硬くして利点を得る「外骨格系スキル」 86／「繰り返し」が改善した事実も隠してしまう 88／「最初の成功体験（貧弱な解決）」が他の運動スキルの発達を妨げる 90／反張膝歩行の矯正はする？ しない？ 91

第4話　10分でざっくり学ぶシステム論とCAMR
──達之介のリハビリ勉強会②

「原因」と「結果」だけ見ていても解決できないことはたくさんある 93／多要素同時アプローチ〜「その場でできること」も積もれば大きな変化となる 95／素直でまじめな初心者セラピストほど「筋力強化」だけをする理由 96／学校で習ったリハビリは「whyのアプローチ」 97／システム論のアプローチは「what & howのアプローチ」 98／いくら"技術"が高くても、"戦略"がなければ意味がない 100／体が硬くなるのは症状か？ 解決か？ 101／脳卒中だけでなく、失語症やパーキンソン症候群など他の疾患でも活用できる！ 104／Bさんに「新しい体の使い方」を憶えてもらう 105

第5話　実りある繰り返し課題はこう活かす
──達之介のリハビリ勉強会③

疾患（障害）が異なっても同じ「実りある繰り返し課題」が原則 108／運動システムの3つの働きを理解しよう〜重心移動、支持、振り出し 109／運動学習で身につけたスキルを他の課題に活かす 111

第6話　学んだ技術と考え方を現場で実践する
──偽解決を学ぶ

Cさんの基本情報 114／前の施設からのリハビリ報告書 115／探索は患者さんとセラピストが「評価」と「目標」を共有すること 116／最初から動作を「できる」「できない」という視点で見よう 117／Cさんの初日訓練〜声に出して「できる」「できない」を共有しよう 117／思うように体が動いてくれない…… 119／徒手療

法はこう活かせ！ 121 ／課題設定の勘どころ〜実りある繰り返し課題 123 ／ブリッジ 124 ／「靴下」で滑りを良くできる〜身近な物でも工夫できる！ 126 ／問題発生図で "強くなり過ぎた" 外骨格系スキルを考える 126 ／どの "くらい" が達成 "可能" な目標か？ 130 ／Cさんのその後の経過 131 ／介助者はこちらの望むように介助してくれるわけではない 131 ／「介助」の意味とは？ 133 ／自宅でも続けられる運動プログラム 136 ／介助は介助される側とする側の共同作業 138 ／最初の課題解決方法が悪循環を生む〜偽解決 139

第7話　これだけは知っておきたい「運動課題設定」
―― 達之介のリハビリ勉強会 ④

筋力訓練、関節可動域訓練よりも大事な「運動課題中心の訓練」 142 ／できあいの「運動課題」で十分！ 145

第8話　失禁があって家に帰れない！
―― 他職種との協力はこう実現する

Dさんの基本情報 149 ／万事休す？？〜「専門外」と諦めたらそこで終わり 150 ／介護職と "一緒に" カンファレンス 151 ／専門職のアイデアの出し合いが思いも寄らない解決法を導く！ 154 ／Dさんのその後の経過 156 ／偽解決の悪循環 158 ／他職種との協同〜チーム医療とは？ 158

本書のまとめ

CAMRのルール 160 ／ルール1 原因を切り離す 160 ／ルール2 成功経験こそ大事！ 161 ／ルール3 いつでも「運動余力」を豊富にしよう 161 ／ルール4 セラピストの主な仕事は「課題設定」！ 162 ／ルール5「より良い状況変化」を繰り返す 163 ／ルール6「その時、その場でできること」を積み重ねる 164 ／CARMならではの治療技術 164 ／技術1 状況評価 164 ／技術2 足場作り 165 ／技術3 課題設定 165

達之介さんと過ごした1年を振り返って……167
参考文献……170
おわりに

登場人物紹介

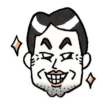

大石 達之介（おおいし たつのすけ）
理学療法士になって33年！ 58歳、既婚

- リハビリの訓練に集中したいので前の老健施設の主任を辞めて、金原園にパートとして勤める。
- システム論を基にしたCAMRというアプローチの達人。
- 趣味は読書、メバル釣り、日曜大工、料理、ピアノ演奏。
- 熱弁を奮うとオネエ口調に⁉

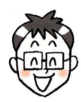

五十嵐 次郎（いがらし じろう）
3年目の理学療法士、25歳・独身

- 全話に登場する。特に第1話・6話・8話では担当のセラピストとして悪戦苦闘する。
- 達之介が来るまではリハビリの仕事は流れ作業的にこなし、それほど熱意も持っていなかった。それでも時々は患者さんとその家族から感謝される良い仕事だとのんきに思っていたが、達之介と出会ってからは…？。
- 趣味は読書、漫画、達之介の影響でメバル釣りや日曜大工も始める。

香（かおり）
1年目の作業療法士、22歳・独身

- 第2話と第8話に登場。
- 趣味は書道、料理。

健介（けんすけ）
7年目の理学療法士、29歳・独身

- 第2話と第4話に登場。徒手療法などの勉強に熱心で若手のリーダー的存在。
- 空手三段。
- 趣味は空手、フットサル、チヌ釣り。

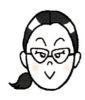

恵子（けいこ）
8年目の理学療法士、30歳・既婚
- 第3話に登場。何かと頼りになるお姉さん的存在。
- 趣味は映画、音楽鑑賞（ロック）、絵画。

千穂（ちほ）
10年目の介護士、33歳・既婚
- 金原園の介護主任。
- 第8話に登場。
- 趣味は漫画、料理、ライブ鑑賞。

幸生（ゆきお）
10年目の理学療法士、34歳・既婚
- 金原園のリハビリ部の主任。
- 学生時代、達之介の実習指導を受け影響を受ける。その後10年のつき合い。
- 達之介を金原園に教育係として引っ張ってきた。
- 趣味は絵手紙、写真、ギター演奏、海釣り。

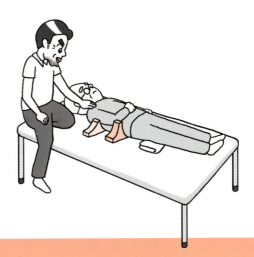

第1話 「科学的根拠」と「経験」はどちらも大事！
―― 痛みを訴える患者のリハビリ

　僕の名前は五十嵐次郎といいます。介護老人保健施設 金原園で働く理学療法士です。理学療法士となって3年目ですが、まだまだ未熟者です。

　ある日、金原園にパートの理学療法士として大石達之介さんがやってきました。前の施設ではリハビリ部の主任をしていたそうですが、58歳にして突如退職し、当園にパートとして勤めることになったのです。

　リハビリ部主任の幸生さんによると、「達之介さんは何よりも訓練というリハビリの仕事が好きなんだ。前の施設では主任をしていたが、主任業務は会議や事務、施設経営から人事管理やスタッフ間のもめ事の解決などに追われて大変だった。だから元気なうちにもう一度、一理学療法士として好きな訓練だけをやってみたいと思ったみたいで、パートになったんだよ」とのことです。

　達之介さんはパートといっても経験が豊富な人なので、リハビリスタッフの教育係としても勤務してもらうことになりました。そしていざ達之介さんと一緒に働いてみると、驚きの連続です。学校では習ったことのない知識や考え方、リハビリの工夫が満載でした。せっかく学んだことを忘れないためにも、僕は他のスタッフ達と協力して、達之介さんの訓練を記録することにしました。

　達之介さんが赴任して数日後、幸生さんが「五十嵐君、達之介さんと一緒にAさんを担当して、勉強させてもらいなさい」と僕を呼びました。金原園における達之介さんの初仕事です。

　実は、幸生さんは学生時代に実習指導者として達之介さんに指導を受けたのだそうです。幸生さんは達之介さんの訓練に対する考え方が印象

深かったようで、それ以来ずっとつきあいがあったのだそうです。そのため、達之介さんが退職したことを耳にした幸生さんは、達之介さんを「セラピスト兼教育係」として当園に引っ張ってきたのです。

※本書では、セラピスト＝理学療法士・作業療法士としています。

Aさんの基本情報

まずは達之介さんと2人でAさんの基本情報を確認します。

Aさんは80代の女性です。自宅で転倒し、右大腿骨頸部骨折と診断され、折れた骨を金属部品で固定する手術を受けました。認知症はありません。骨折する前、自宅では家事などをしていました。

ただ骨折するずっと前に「脊柱管狭窄症」と診断されていて、両下肢には軽い麻痺があります。そのために骨折前から手すりや家具にすがって移動したり、屋外では小さな手押し車で歩いたりしていました。家事は主に炊事と洗濯などをこなし、買い物や掃除などは同居の娘さんに任せていたそうです。

手術後すぐにリハビリを開始し、セラピストの見守りのもと、室内を歩行器で歩くことができるようになります。手術側の大腿には体重をかけたときの痛みがありますが、前の病院のセラピストの評価は「自制内の痛みで、家屋内歩行器歩行は自立」でした。

退院準備のため、病院で使っていた小型の歩行器（図1）を介護保

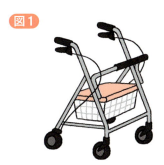
図1

険で借り、住宅内も段差を小さくするなどの工事を行い、在宅復帰のための準備を整えて退院しました。

　ところが自宅に帰って1週間もすると、Aさんは「手術した側の太ももが痛い」と言って歩かなくなってしまいました。「病院では歩いていたじゃない」と娘さんが言うと、「病院にいるときから痛かったんよ。病院では我慢してたんよ」と言われます。在宅に帰って2週目、娘さんが困って金原園に1カ月間の入所の申し込みをしました。

　入所にあたって娘さんは「理想としては痛みが治って欲しいけど、お医者さんからは長い時間がかかるだろうと言われました。前のようになんとか家事ができるようになると一番良いのですが、せめて寝たきりにならないで欲しい」と希望していました。一方、本人の要望は「痛いのを治してほしい」でした。

前の病院からのリハビリ報告書〜いろいろ試みたが改善せず

　前の病院のセラピストは、当初は痛みに対していろいろアプローチしたようです。ホットパックなどの物理療法、痛み止めの服薬、湿布薬なども試していますが、痛みは改善しなかったようです。それでも「痛みはあるものの歩行器を使って実用的に歩くことができる」「痛みは自制内であり、自宅への退院は問題なし」と評価された様子です。

達之介「五十嵐君、どう思う？」

次郎「病院では歩いていたのに、自宅ではやはりご家族に対して甘えが出るんでしょうか？　病院ではセラピストに気を遣って痛みを我慢していたけど、家だと我慢する必要がないから甘えが出たんじゃないでしょうか？」

「うんうん、痛みは状況次第ということだよね。病院という状況では、我慢して歩いていたんだね。セラピストに気でも遣ったのかな？ でも家ではそうじゃないって、別に普通だと思わない？ 次郎君は、職場で我慢してることを、家でも同じように我慢するかな？」

「え、いや、それは……。しないと思います」

「それと"自制内の痛み"って言葉はよく聞くよね」

「僕も時々使いますけど……」

「セラピストにとっては便利な言葉だよね。"痛み"という問題をあっという間に解決しちゃうしね」

「ドキッ！」

なんだかいろいろ責められたようで何も言えませんでした。達之介さんは厳しそうな人です。思わず身が引き締まりました。

Aさんの初日訓練～目標を設定する

　達之介さんはAさんへの挨拶が終わると、一緒に色々話しながら「立ってみましょう！」とAさんを誘います。Aさんは座面を両手で押して（図2）「よいしょ」と立ちます。「痛いですか？」と聞くと、「いいえ、それほどでも……」と答えました。

　何も持たない立位の状態から、前後左右に重心移動したり、片脚を振り出してもらいます。（図3）

　ここで達之介さんがAさんの足をそっと指さします。「注意しろ」という僕への合図だと気がついて集中します。

するとAさんは、手術した右足は問題なく出すのに、その右足を軸に左足を出そうとすると躊躇(ちゅうちょ)しています。

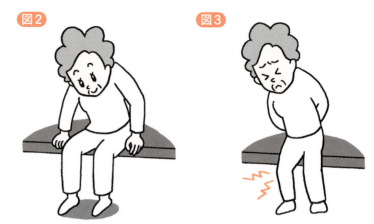

「できませんか？」

「いや、何とか……」

　Aさんはどうにか左足を動かそうとします。でも足はほとんど動きません。

「痛いですか？」

「はい、痛い……」

　やはり手術した脚に重心移動し、体重をかけるにつれて強い痛みが出るようです。
　次に歩行器を使って、両手で支えて歩いてもらいます。（図4）患側

下肢で体重を支えるたびに軽い痛みがあるそうですが、先ほどに比べると健側の脚はかなりスムーズに出ます。両手でも体重を支持しているので、患側下肢にかかる体重が減るからでしょうか、痛みがかなり軽くなる様子です。安定してそれなりにスムーズに歩きますので、前の病院で「歩行器歩行は実用的」と評価されたのもわかります。

それに訓練に非常に協力的です。時々痛そうな表情が見えましたが、我慢して色々対応してもらいました。

図4

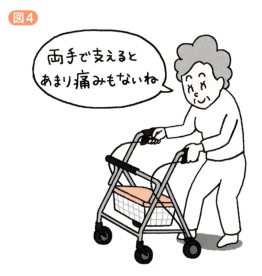

「両手で支えるとあまり痛みもないね」

「痛いのによく我慢して歩いてくださいました。本当にありがとうございます。歩行器で歩いていると痛みはそれほどではないようですね。上手に歩いていらっしゃいますよ」

「うん、これなら軽い痛みよね。我慢するってほどじゃないのよね。でも家ではもうずっと、ずっと痛くって。なんで痛いんか、手術をしてくれた先生もはっきり言ってくれんのよ。もしかしたら手術に失敗したかもって思ったりしとるんよ……」

「ああ、なるほど。それはご心配ですね。あとで詳しく調べてみましょう。ところで、歩行器で歩くと、ここではそれほど痛くな

いけれども、ご自宅では痛いのですね？」
「そうそう、家は狭いし、歩行器は大きいし、重いので向きを変えるのがしんどいし、一苦労よ。小さな段差もあるんよ。こんな広々としたところなら、歩行器で歩くのは楽なんだけど……」

　ここで1つ問題がはっきりしました。**訓練室や病院は広く、床も平らなので歩行器は使いやすいし、苦労も少なく、痛みも軽いのでしょう。しかし実際に家で歩行器を使ってみると、重くて大きいし、狭い場所での取り扱いが難しい。だから元々の麻痺で力が弱いのに痛みが加わり、歩くのがますます大変で、イヤになられたのでしょう。**
　同じ歩行器で歩くにしても、"環境"が違えば努力の程度も結果も違うということです。家族に甘えているというだけではなさそうです。

「では、先々で軽くて取り扱いの簡単な歩行器も試してみましょう。あとは、痛みをなんとかしたいですね？」
「ええ、それが一番の問題。歩こうとすると痛いんよ。だからすごく我慢して歩いとるのに、誰もそれをわかってくれんのよ。さっき、"我慢して歩いてくれてありがとう"と言われたときは本当にうれしくて涙が出たんよ。私だって痛くなければドンドン歩いて、家の用事だってドンドンしたいと思っているんよ」

　先ほどは聞き流してしまったのですが、Aさんは「我慢して歩いてくださってありがとうございます」の一言にそんな思いを感じていたんですね。達之介さんが「痛みは状況次第」と言っていたのがなんとなくわかります。同じ歩行器で歩くにしても、病院と家とでは苦労も違うのです。それに病院でセラピスト相手なら我慢できることでも、家族相手に甘えが出るのは当たり前なのです。「家では甘えている」と非難される理由にはならないのです。誰だってそうなのですから。だから家でも

「苦労なく歩ける」という状態を作ることが大事なのだと思いました。

　また僕は、患者さんがセラピストの指示に従うのは当たり前と無意識に思っていました。「患者さんのためにやっているのだから」と。でも達之介さんは患者さんの苦労を感じとって、ちゃんとねぎらったのです。病院に比べて家の中ではもっと努力しているのに、家族はそこのところをわかってあげていなかったのかもしれません。この日に限らず、あとから何度も達之介さんに教えられることだけど、**セラピストと患者の関係とはいっても、まずは普通の人間関係です。**頑張ったならねぎらう、ほめる方がいいに決まっています。

「以前のように家で家具や手すりにすがって歩いてみましたか？」

「ええ、でも歩行器よりも手すりや家具につかまった方が痛みが強いのよね」

「なるほど、手すりや家具にすがって歩いても痛くなくなるといいですね」

「ええ、ええ、そうよね。そうなるとええよ！」

　どうやら、「手すりや家具にすがって痛みなく歩ける」が目標になったようです。

痛みにアプローチ！

「では痛いところを調べてみましょう。ここですか？　痛いですか？」

　達之介さんはAさんのそばにしゃがみ込んで股関節周辺を押さえてい

き、痛いと言われたところを中心に指先で押したり引いたり、ゆっくり押し続けたりして丹念に調べます。また、膝や股関節を動かしてもらったりもしています。そして痛いか痛くないか聞いていきます。

「なるほど、Aさんの痛みにはこれから言う方法でかなり改善が期待できます。この痛みは手術後にはよく見られますが、この施設でもたくさんの方がこの方法によって良くなっています。まずは痛みを取るマッサージを試してみましょう」

　達之介さんは大腿骨にそって手のひらでマッサージします。筋肉を揺すったり引き伸ばしたりしている感じです。それが終わると「立ってみましょう」とAさんに勧めます。

　Aさんは立ち上がって、「あら、少し楽になったわ」と驚きとうれしさの混じった表情で答えます。

痛みの原因は必ず説明する

「少し楽になりましたか？　この痛みはですね、手術してメスが入った筋肉同士が癒着、つまりくっつき、縮んで硬くなって引き起こされたものです。手術後にはよくあるんですね。こんな時は、今のようなマッサージをしてほぐしたあと、すぐに運動をしてその筋肉を使ってあげます。そうすると元のように柔らかで痛みのない筋肉になりますよ」

　僕も息を飲みました。「あれだけでもう痛みの原因がわかってそこにアプローチしたなんて、すごい人なんだ！」ってね。

👉 「痛みのない運動」が良い運動！

「これまで痛みがあるのによく頑張ってこられましたね。ホントに頭が下がります。ではここからが本番です。この痛みはさっき言ったように手術後に筋肉同士がくっついて、縮んで硬くなったために出てきます。マッサージで少し筋肉をほぐしたら、今度は立って動いても痛くない運動を繰り返すと次第に柔らかくなって痛みも軽くなりますよ。つまり "痛みのない運動" で痛みが治るんです。ここでもたくさんの方がそのやり方で治っておられますよ。では痛みのない運動をやってみましょう！」

達之介さんはAさんと一緒に平行棒を持って立ち上がります。

「立って動くと、大抵はここが痛みますよね」

と、達之介さんは自分の右大腿外側上部に触って見せました。Aさんはうなずきます。

「マッサージをしたので、今は痛みが軽くなっていると思います。ではまずは試してみましょう。これから両手で手すりを持ったまま足踏みをしてみてください。はい、1、2、3、4……どうですか？」

「はい、痛いです」

「そうですね。体重をかけた時に痛いですよね。では次に、このままつま先立ちをしてみましょう。はい、1、2、3、4……どうですか？」

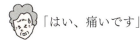

「これは全然痛くない」

「では今度は脚を少し開いてください。それから右足に体重をかけます。その後は左足に体重かけて……。はい、これを交互に繰り返しますよ。はい、1、2、3、4……どうですか？」

「これも痛くないよ！」

「おお、いいですね！　この２つの運動は体重をかけても痛みが出ないでしょう？　これがＡさんの痛みを治す運動です。当園でもこの２つの運動から始めることが多いのです。この２つの運動は痛みに対する特効薬です。それぞれ30回ずつやってみましょう」

　２人は声を揃え、一緒につま先立ちを30回するといったん座って休憩、そしてまた立ち上がり左右への重心移動30回を実行しました。Ａさんの息が軽く弾みます。

「よく頑張られましたね！　しんどかったでしょう？　座って一息つきましょう。次はもう一度歩行器で歩いてみましょう。ただし今度は、自分自身で痛みの軽い歩き方をいろいろ探してみてください」

　Ａさんは歩行器で連続40メートルを歩きます。達之介さんがいろいろアドバイスして、何度も立ち止まって手のつき方や姿勢を変えて、歩き方を工夫しています。一度座ったら一息つきます。それからまた40メートル歩きます。しばらく家で動かなかったので、少し疲れてきたようです。軽い息切れもみられます。

「はい、お疲れさまです。久しぶりだから疲れたでしょう。よく頑張られました！　歩いているときの痛みはどうでした？」

「歩いていて痛くないときもあるけど、まだよくわからない。痛くないと思ってもまたすぐに痛くなるからね。難しいよ」
「そうですね。すぐにはうまくいかないかもしれませんが、そのうちに体が痛くない歩き方を見つけてくれますよ。では、最後に体をほぐしますね」

　達之介さんは座ったAさんの後ろに回って、体幹を回旋してストレッチを始めます（図5）。

図5

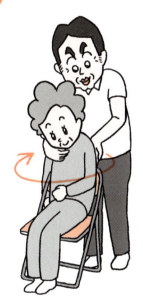

👉 ストレッチしながら、説明を念押しする

「今の2つの運動では、立って動いても痛みがありませんよね。この痛みのない運動を繰り返すと徐々に痛みが治ってきます。さあ、今日はこれでおしまいです。お疲れさまでした。本当によく頑張られました。明日からもよろしくね！」

こうして初日のセッションが終わりました。

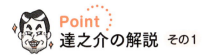

痛みと不安を解決するのはセラピストの「解決する姿勢」

「すごいですね、ちょっと触っただけで痛みの原因がわかったんですね！」

「原因？　うーん、原因なんてわかんないよ」

「えっ、だって、さっきマッサージした後はAさんの痛みが軽くなったし、その後もちゃんとその原因を説明していたじゃないですか？」

「いやー、あれはね、それらしいことを言ったんだね。マッサージで痛みが軽くなったのもよくあることでね。わたしたちでも筋肉をマッサージして少しほぐしてあげると、体が軽く感じたりするだろう？　マッサージを受けると体の感じが違ってくるものさ。Aさんもマッサージのあとで感じが変わって"痛みが軽くなった"と感じたんだと思うよ。それにもし痛みが軽くならなくても、"すぐには良くなりませんが、次第に良くなりますよ"と言っておけばいいんだよ。痛みに対して何か改善しようとしている姿勢を見せることが大事！」

「ええーっ！　適当なんですか？」

「まあそうだね。そう……たとえば急に自分の手首が痛くなったと考えてごらん。どうする？」

「病院に行きます」

「違うって！　わたしが言ってるのは、"理学療法士としてどうするか"を聞いてんの！」

「ああ、そうですね。どんな時にどんな痛みが出るか調べてみます。自分で動かした時か人が動かした時も痛いのかとか、押さえても痛いのかとか……」

「そう、動いたり押さえて痛ければたとえば炎症を考えるでしょう。それで熱感があるとか腫れがあるとか調べる。自分で動かすと痛くて、人が動かすと痛くない時には、筋収縮に伴う痛みがあるということだよね。わたしたちはそうやって痛みの状態や原因を調べては次にどうするかを考えるよね。でも普通の人たちはそんな知識も経験もないから、痛みに対してはとても敏感ですぐに不安や恐怖を感じる人がいるよね。正体不明の痛みって怖いだろう？」

「ああ、わかります。原因がわからないと不安になっちゃう……。で、病院に行って医師から"それはこれですよ。薬を出しましょう"なんて言われると、急に痛みが軽くなったりすることがありました……。そういえばAさんは手術の失敗かもって心配していましたね」

「そう、まずわたしが感じたのは、Aさんは痛みの原因がわからなくて不安。そこで自分なりに原因探しを始めて、もしかしたら手術の失敗じゃないか、と思い当たる。そうなると手術の失敗から自分の体にまずいことが起きてるんじゃないかと、ますます不安が大きくなるのよね。この不安が、また最初の痛みを強めていく悪循環にあると思うんだわ」（達之介さんは紙の上に 図6 のような図を書いてみせた。）

「ああ、なるほど！ なんとなくわかります。」

「もし手術の失敗だったら、"もうどうしようもないんじゃないか"などと不安は強まるでしょう？ 実際、手術後に痛みを訴えている人は"失敗かも！"なんて考えていることが結構多いのよ。痛みって結局、そういった不安とかの影響を強く受けるからね。それで痛みに対する不安はドンドン膨らんでいく。原因不明の痛みはまるでモンスターみたいなものよ。なんていうか、正体不明の痛みモンスターの恐怖

図6 痛みを強める悪循環

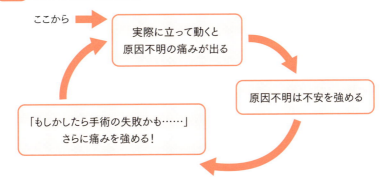

に支配されてるようなものよ。だからまず不安が減らせないかと試したわけ」

（なんだかさっきからずっと達之介さん、おネエ言葉？）

徒手療法を活用する

「徒手療法はこんな時に便利よね。ちょっと触って体や不安の状況を変化させちゃう。もちろん痛みの種類とかを見分けて、それに応じた手技は使うのよ。わたしが使ったのはマニュアル・セラピーの手順だけど、問診→視診→触診→自動運動→他動運動などと進めた結果、軟部組織性の痛みかなと思ったわけ。だからマッサージとストレッチ（いわゆる筋膜リリース）をやったのよ。マニュアル・セラピーは痛みや柔軟性をその時、その場ですぐに改善するのにとても有効な技術だからね。

　まあ、それで一時的に痛みの状態を変化させたのね。患者さんはそれで安心もされる。"マッサージで痛みが変化する"ということはまったく打つ手がない痛みではないということでしょう？　そうやって一時的にでも良い状況変化を起こすことが肝心なのよね。

それにこれによってセラピストをちょっと信頼したり、頼ったりするようになるよね。それでより楽に仕事を進められるでしょう？ よく世間では痛みを訴えても、"そうですか……"と何もしないセラピストも多いでしょう？」

「そうですね。僕もどっちかというと、そのまま何もしないです。というよりも、何もできないです。徒手療法も習ったことないし……。物理療法は学校で習いましたが、うちの職場では機器がすぐ手元にあって使えるわけでもないし、結局、痛みは無視して運動療法を行ってしまいます」

「そうよ、そこが問題なの！ 患者さんが痛みを訴えているのに、それに応えないどころか無視してしまうのよね。痛みを訴えられたら、きちんと患者さんの痛みに対応しているところを見せることは大事よ。話を聞いて、触って、調べて治療してみること。さっき言ったように、たとえ徒手療法の効果がなくても"応えよう"という姿勢は見せられるからね。これが治療的に良い関係を作る上で大事なことよ。

それでね、実際にあのマッサージで痛みが軽くなったからといってそれで治療が終わりではないのよね。おそらくあの効果は一時的。放っておけばすぐに効果は消えて元通りの痛みに戻っちゃうことが多いのよ。だから、効果のあるうちに次の手を打つのよ。

次の手とはね、原因とその解決法を説明して安心させてあげることなの。"原因は手術の失敗じゃなくて、よくある癒着ですよ。これは治りますよ"ってね。**説明することが真実である必要はないのよ。患者さんにとって説得力があればいいのよね**」

僕は少し腹が立ってきました。

「科学的根拠」と「日常生活経験」のどっちが大事？

「それは悪く言うと患者さんをだましているのでは……もちろん善意なのはわかります。でも僕たちの仕事は、なんというか、そう、科学的根拠を基にして実施するべきじゃありませんか？」

「ああ、ごめんチャイ！」

「ごめんチャイって……」

「ああ、ゴメン！"ごめんチャイ"ってうちの女房の口癖でさ、謝るときにこんな風に言われると腹立つよね、はは……。

　あ、でね、確かにそうだとは思うの。科学的根拠を基に行えたらいいなって思うのよ。でも、いちいち科学的根拠に基づいて動けるわけじゃないわよ。

　あの痛みの原因は医師にも明確にはわからないと思うのよ。だからはっきりと説明しない。わたしはね、原因がわからなくても痛みに対する不安を軽減した方がいいと経験的に思ったの」

「それはそうかもしれないけど……」

「それに現時点でも、科学的根拠が示されたものって項目も種類も範囲も少ないでしょう。たとえばわたしはさっき、"痛みのない運動を繰り返すと治る"と言ったじゃない？　でも、科学的に調査された"痛みのない運動課題と不安の関係"ってあるかどうかはわからないよね。でも経験的には、科学的根拠がなくても"原因を述べてから、それが解決可能"と説明すると良くなる場合も多いのよ。つまり科学的根拠だけに頼ると、わたしたちがやることって、とても限られて貧弱になってしまう。

　それにね、ちょっと前に"コレステロールは食物の摂取によって体内

に取り込まれる"なんて科学的根拠を基にして言われてたでしょう。でも今は"コレステロールは体内で作られるから食べ物は関係ない"なんて言われているのよ。実は、わたしはゆで卵が大好きなのに"1日1個しか食べちゃいけない"とか言われて、ずーっと悔しい思いをしてきたのよ。どう思う？」

「ええ、科学的根拠も時とともに変わっていくと言うことですね」

「え、いや……」

（ああ、そうか、ゆで卵が食べられなくて悔しかった方に共感して欲しかったのか……）

「そうそう、科学的に証明されているからといって鵜呑みにすることは危険じゃないか、ということなのよね。科学的に説明された事柄は、自分の経験の中で果たしてその通りかどうかを常に照らし合わせてみる必要があると思うわ。

だって、人のやることだもの。科学的根拠が示されたと言ったところで、しょせん、方法の限界や間違い、単なる勘違いだってあると思うのよ。まあ時には、研究者の思い通りに事実をねじ曲げたとしか思えないものだってあるかもね。だから鵜呑みにすることは危険よ。

そしてもっとも大事なことは、わたしたちのリハビリの仕事って、科学的根拠だけでなく日常生活や仕事の経験も基にして行っている部分が大きいじゃない？"痛みはいろいろな状況の影響を受ける"ってことは、別に科学的根拠を示されなくても"日常の経験"からよく知っているよね。"原因不明だと不安になるけど、痛みの原因がはっきりすると急に安心して痛みが軽くなる"なんてことも、経験的に知っているよね。

だから、そういったわたしたちの日常生活経験を基にすれば、相手の気持ちや状態を理解できたり、共感できたり、こうすると不安が少なくなるなんて工夫を思いつくこともできる。そんな普段の経験を基にいろ

いろなことを理解し、工夫することも大事じゃない？　自分の生活経験を基に少し想像力を働かせることによって、とても現実的な解決方法が生まれたりするのよ。

　科学的説明が正しいかどうかも、自分の生活経験から考えることができるわ。科学的説明を鵜呑みにして、"理論的には"とか"科学的にはこれが正しいから"とか言って現実を無視している"理屈バカ"もいるよね。でもそれは、自分の生活経験を軽視しすぎてると思う。

（ああ、確かにいるいる！）

「もちろん、科学的根拠は重要だわ。ただそればかりに焦点が当たって日常生活経験が軽視されているような状況もおかしいの。理論という色眼鏡で現実を見ることじゃない？　理論と言ったって、それは真実ではなく説明のアイデアに過ぎないということを知っておくべき。科学的根拠と日常生活経験の両者を基にアプローチを組み立てると、わたしたちのできることはとても多彩で豊かになるのよ。ハアハア……。

　今回も不安を軽くするために、原因を明確にし、その原因が解決可能であることを示してあげることで、Ａさんは少し安心された様子でしょ。だからこの場合は、**真実かどうかよりも患者さんにとって説得力があるかないかが問題なのよ**」

「でも、達之介さんのやり方は日常生活経験に偏り過ぎるという可能性も高くなりますよね？」

「うん、そうかもしれない。だから今回のやり方だって次郎の目で見て、確かめて欲しいのよ。もちろんわたしのやり方だって、科学的手法で証明できれば一番良いんだけど、うふふ！」

（いきなり、呼び捨てになったわ！　……じゃなくて「なった」。それにやっぱりおネエ？）

プラシーボ手術が示すこと

「わたしを支持してくれる科学研究もないわけじゃないわ。たとえばプラシーボ（偽薬）手術の研究があってね（170ページ文献1、2）、実際に脊椎椎体をセメントで固定する手術を受けた方と受けたと本人が思われる状況（実際には傷をつけただけで手術はしない。手術の目的などの説明や手術を受けたという手続き、つまり手術室で麻酔、手術と同じ時間を過ごすことを体験するなど）のプラシーボ手術の成績を調べると差がなかったのよ。つまり原因とその問題解決方法を示され、その過程を体験すると、実際に手術を受けていない群と手術を受けた群で結果に差がなかったということ。"原因にアプローチしなくても状況は変化させられる"ともいえるでしょう？　痛みに関してはこんなことも起こりうるということは科学的手続きによっても証明されているのよ。元々偽薬効果なども科学的に証明されていることだしね。こんな説明じゃダメ？」

「いや、ダメって言われても……」

ああ、なるほど。達之介さんの話も少し腑に落ちてきました。
でも僕には話の内容以上に達之介さんのおネエ言葉が気になってしまいました。どうも話に夢中になると、おネエ言葉になるようです……。

Aさんのその後の経過〜少しずつ運動量を増やす

3日目は大腿部のマッサージを終了しました。大腿部のマッサージをしても前後での変化がなくなったのでそれを説明し、Aさんももうやらなくていいと判断しました。

「時間をできるだけ運動に割り当てたいですからね」

　またAさんは立位課題を「軽くこなせる」とのことなので、左右の足首にそれぞれ1キロの重りをつけました。そして左右への重心移動の課題は、交互に踵を上げる課題に変えたのです。つまり運動を少し強くしたわけです。新しい課題でも痛みは出ません。そこで回数も50回に増量しました。「歩行器歩行が少し楽になってきた」とAさんは満足そうです。

　6日目には、短い距離の歩行器歩行ではAさんに痛みがまったくなくなったようです。ただ60メートルを連続して歩くと、痛みが出ることがあります。痛みが出たらすぐに歩行終了です。**痛みは極力避けていきます。**これで1週目が終了しました。

　2週目のはじめには、立位課題で両足首に重りをつけてのつま先立ちを50回×2セット行いました。重心移動の課題では、重心を移した反対の足を床から持ち上げる、つまり"足踏み"の課題に変化させました。つまり両脚から片脚で支持することになるわけです。初日はAさんが片脚で支持すると痛みが出ていたのに、今は痛みがなくなっています。最初に試して痛かった膝の屈伸運動も痛くないとのことで50回×1セット追加しました。歩行器歩行でもほとんど痛みがなくなり、たまに軽い痛みが出る程度とのこと。Aさんは120メートル近く連続で歩きます。また息切れなども見られなくなりました。

　3週目のはじめには、Aさんが日常生活におけるいろいろな"気づき"を話すようになりました。「立ち上がったり、車椅子やトイレに乗り移るときにまったく痛みが無くなってきたんよ」「朝起きたときに痛くても、あの運動（爪先立ちなど）をすると良くなるんよ」などと、うれしそうに話されます。

　またAさんは、歩行器で長く歩いても痛くないので、空いている時間

に施設内を自由に散歩することを希望しました。達之介さんはそれを認め、介護・看護のスタッフにも伝えました。

またT字杖を2本持って歩行練習や、壁・手すり・テーブル・椅子などにすがって伝い歩きや渡り歩きなども開始しました。

Aさんは「手すりやテーブルの伝い歩きでは痛みが出ないけれども、タンスや壁、2本杖歩行の方向転換時に時々痛みが出る」と言いました。

「痛みが出るようならやめましょうか？」

「イヤ、大丈夫！　痛くなったらまた"痛みのない運動"をやればいいから」

Aさんは笑って答えます。驚きの変化です。さすがにここまで改善するのを目の当たりにすると、達之介さんの言葉を素直に受け入れるしかありません。

「いや、ホントに凄いですね。達之介さんの言うとおりになってきたというか、Aさん自身が痛みをおそれなくなったのが印象的です」

「これはとても上手くいった例よ。人によっては痛みを軽くしたり、痛みの不安を軽くするためにずっとセラピストのマッサージなどを必要とする方もいるしね。いろいろ……でもAさんは最初に痛みモンスターの恐怖に支配されていたけど、もうモンスターの正体と退治方法をマスターできたのね。"さあモンスターさん、いらっしゃい！ あなたの弱点はもうわかっているのよ、いつでも退治してあげるわ"というところでしょう？」

僕は思わず吹き出してしまいました。達之介さんはそう言いながら、

手招きしたり、腰をくねくねさせるのですから。やはり達之介さんっておかま？　モンスターよりも、達之介さんの方がよっぽど正体不明です。

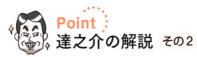

足場作りで訓練を動機づける

「達之介さんは、いつでも患者さんのことをほめるんですね。それでAさんがとてもうれしそうに笑っているのが印象的でした」

「これは"コンプリメント"といって、心理療法の一つ、解決志向アプローチなどで使われるテクニックよ（170ページ文献3）。**コンプリメントは"ほめる"とか"ねぎらう"という意味よ**。"治療し、される関係"といっても、基本は人間関係だからね。訓練も"命令されてやる"よりも、"ほめられたり、ねぎらわれたりしてする"方が気持ちいいでしょ。

　ほかにも、徒手療法で痛みや体の硬さを改善することや患者さん自身が納得できるような原因を説明したり、原因解決の過程やその効果を明確にする説明なんかもすべて含めて"足場作り"という技術なのよ」

「足場作り？」

「そう、家を建てたり修理したりするとき、足場は最初に家の周りに立てるよね？」

「ああ、その足場なんですか」

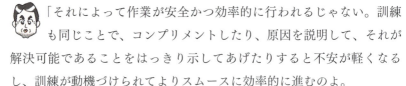「それによって作業が安全かつ効率的に行われるじゃない。訓練も同じことで、コンプリメントしたり、原因を説明して、それが解決可能であることをはっきり示してあげたりすると不安が軽くなるし、訓練が動機づけられてよりスムースに効率的に進むのよ。

　それに徒手療法で痛みや柔軟性を改善すると、パフォーマンスも上がるし、より楽に動くための体の準備になるでしょう。楽に動けると、楽しくなって訓練効果も上がるのよ。それに痛みが徒手療法で軽くなるこ

とがわかれば心理的にも楽になるでしょう。徒手療法は、心身をよい状態に持って行くためにとても有効なの。

　足場作りはセラピストと患者さんの治療的関係作りでもあるし、患者さんの動機づけにもなるし、より動きやすいパフォーマンスアップのための心身の準備にもなるのよ」

例外探しではなく例外作り

「なるほど、足場作りという技術があるんですね。初めて知りました。それに"痛みのない運動で痛みが治る"というのも初めて知りました。これは催眠術のように患者さんに暗示をかけるのですか？」

「あ、催眠術ね……ジロちゃんもなかなか鋭いわね。心理療法の短期療法に"例外探し"という技術があってね、この考え方の基になっているのね（170ページ文献4）。

　たとえば"いつも痛いんです"という人は"本当に四六時中痛いのか"って探していくと、そうでもない時があるのよね。たとえば好きなテレビ番組を見ているときとか、おいしいものを食べているときとか、友人と話に夢中になっているときとか……。

　つまり、痛いと訴えている人はいつも"痛み"に焦点を当てているから、"どんなときにどんな風に痛い"かには注意が向いているんだけど、逆に"痛くないときもある"ことに気がついてないのよね。

　だから痛くないという例外のときに焦点を当ててあげると、いつも痛いわけでもないことに気づくし、痛みを軽くするためにはそのような状況を再現したらいいってことになる。つまり、何か打つ手が出てくる。そうなると痛みに対する無力感や支配されてる感じの深刻さも少し薄らぐでしょう。そうすると、以前より楽な状態になるじゃない？」

「じゃあ、痛みがない時もあるということに気づかせてあげるのですか？」

「そう、見ているものは変わらないけれども、見る立場が違ってくると、その意味することが違ってくるのよね。これが"例外探し"のやり方よ。」

「でも、"美味しいものを食べてるときに痛みがない"とわかっても、その状況を再現するのは大変ですよね。食べながら歩くわけにはいかないし……」

「ハハハ、あんたは面白い！　そうよね、"例外探し"は痛みのない状況もあると気づかせることなんだけど、私がやっているのは"例外探し"ではなく、それを基にした"例外作り"という技術なの。

　たとえばAさんの場合、痛みが出るのは"患側下肢の荷重を増やしたとき"でしょう？　最初の評価で、"両手・両脚で支えて体重を分散しているときは痛みが出にくいこと"はわたしたちにはわかっていたはず。だから立って運動しても痛みが出ない状況は、意図的に作れることもわかっていた。それを上手く利用するのよ。

　まず、Aさんに"痛みの出ない運動で痛みが治ります"と説明する。これはジロちゃんが言ったように暗示よね。それから実際にやってみて、立って動いても痛みがない運動があることに気づかせる。"ほら、体重かけても痛みのない運動があるでしょう！　実はこういう体の使い方をすると痛みが治りますよ！"と言うわけよ。暗示をかけて、実際に痛みのない経験を繰り返してもらうの。

　つまり、過去にさかのぼって例外を探すのではなく、その時、その場で可能な痛くない例外の状況を作って、そこに焦点を当ててあげるのよ。ほら、痛みは言葉で説明するよりも、ダイレクトにその場で体験してもらった方が有効なのよね。

　それに世界というものは、経験を積み重ねて作られるものよ。"いつも動くと痛い"という経験を積み重ねていれば、"動くと痛い"という

世界観を持っちゃう。でも"動いても痛くない"という経験を積み重ねることによって、"動いても痛くない"という世界観に作り替えちゃうこともできるでしょう。そうすると、自然に動くことにも意欲的になれるわよね。つまり、最終的に"例外"を"普通"のことにしちゃうの」

状況変化のアプローチ～一時的な状況変化を積み重ねる

「わたしのアプローチのキーワードは"痛み自体を根本的に治すことよりも、痛みを取り巻く状況を変化させる"なのよ。本人にとっての痛みの意味を変えてあげるのよね。"どうしようもない痛みではなく、何とかなる痛み"ってね。だから痛みがないという場合に気づくことで、状況変化を起こせるでしょう？ それに加えて"痛みのない運動が痛みを治す"という暗示を与えるのね。それによって、さらにその状況を変化させちゃおうというわけよ」

「状況を変化させる……？ つまり……根本的治療ではない？」

「そう、痛み自体を治療しようってわけではないのよ。だって、痛みを根本的に治すって難しいというか、わたしにはできない」

「でも、徒手療法は？」

「徒手療法によって、その場で痛みがとれてずっと治っちゃった……ってこともあるけどね。でも、そうでないことも多い。だから徒手療法の効果というのは一時的な痛みの改善、つまり一時的に状況を変化させているだけのことも多いのよ。

だって痛みは繰り返し再発するものも多いしね。たとえば痛みの原因が生活習慣にあると、徒手療法で痛みをとっても普段の生活に戻るとまた痛みが再発……なんてこともあるでしょう。だから、結局何度もセラピストのところを訪れて徒手療法をし、一時的に改善して、また再発

……を繰り返していることも多いのよね」

「たしかに、そんな例をよく見ますね」

「もちろん、それはそれで価値があるのよ。誰も手当てしてくれない痛みをセラピストが一時的にでも楽にしてくれるでしょう？　また痛み出したら"あの先生のところに行けば（一時的にでも）良くしてくれる"と思うことができれば、頼れる人が1人でもいるってことで少しは安心でしょう？　これも痛みを取り巻く状況変化がセラピストによって起こされている1つの例よね」

「ああ、なるほど。一時的にでも手当てしてくれる先生がいるかいないかで、安心感は随分変わってきますよね」

「そう、わたしのアプローチはね、そんな一時的に状況を変える技術を積み重ねて、より継続的で安定した状況変化を起こそうというわけよ。もちろんこの場合、徒手療法によって痛みが完全に治せるならそれに超したことはないよね。でも痛みは完全に治せないことも多いし、治すことにこだわらない。だって治すことにこだわると、治せない場合にはずっと"治らない"という問題を抱えることになるでしょう？

　だから徒手療法をしたり、痛みが改善可能であることを示したりして、痛みを取り巻く状況を大きく変化させようというわけよ」

「そういえばAさんも痛みは繰り返していたけれども、最後の方は痛みの再発自体を気にしていませんでしたね……。あっ、それが痛みモンスターの撃退法？」

「そう、恐怖と不安で痛みモンスターに支配されている患者さんに、痛みモンスターの性質をわかってもらって、手なずける方法を学んでもらうのよ。そんな風に状況変化を起こしていくの。痛みは治らなくても、痛みを必要以上に不安がることもなくなるのよ」

「ああ、これがAさんで最終的に起きた"状況変化"なのですね」

内骨格系と外骨格系の違い

「"状況変化"は単に暗示とか、意識の当て方が変わってきただけに終わらないのよ。痛みを軽くするほかの理由があるのよ」

たとえば、人の体は"内骨格系"の動物といって可動性のある骨格が筋肉に包まれているでしょう。それに対して、骨が体の外にある"外骨格系"の動物がいるわけ。たとえば昆虫とかカニやエビなどの甲殻類とか。

内骨格系　人間

外骨格系　カニ　エビ　カブト虫

外骨格系の動物は骨が外側にあるから、支持はそれで行われちゃう。死んでもぐしゃっと倒れ込まないで立っていたりするのは、その外骨格による支持のおかげよ。そして運動は関節で行えば良いからコントロールも簡単なの。

でも内骨格系動物はただ立っているだけでも、全身の筋肉を常にコントロールして支持性を作り出す必要があるわけ。もし気を失ったりすると支持性が失われて床の上に倒れ込んで、ぐしゃっと床に貼り付いたようになるでしょ。

だから内骨格系の動物は常に全身の筋の緊張をコントロールして、支持性や運動性を瞬時に切り替えたりして、コントロールし続けるわけなの」

「へぇ、そんなことは初めて聞きました。でもそう聞くと、なぜ人間は内骨格系の動物として発達したんだろう？ 外骨格系の動物なら体を守るヨロイも持っているし、全身の運動をもっと楽にコントロールできたということでしょう。関節の動きだけに注意していればいいんだし。その方が楽だし、合理的じゃないですか？」

「そうよね。でもそれこそが、人間を人間たらしめた理由よ。つまり人間は複雑な環境でさまざまな課題を達成していかなきゃならない。それも、難しいコントロールが継続的に必要な体でね。そのような困難な仕事をしなきゃならないから、そのための器官、つまり"脳"が高度に発達したわけよ。それで人間は知能を発達させ文明を築き上げた。あるいは、初めての状況でも創造的に新しい運動方法を無限に生み出して、運動課題を達成できるようになったのよ。柔軟な体は無限の軌道を生み出すので、人間は無限の運動変化を生み出して、環境変化に対応するようになったわけなの。

一方で、関節だけをコントロールすれば良い昆虫などは脳が発達せず、いまだに反射的な動きしかできない。つまり人類が発達したのは、この扱いにくい内骨格系の体のおかげなのよ。苦労した甲斐はあったわけ」

「ああ、なるほど。面白い。達之介さん、凄いですね」

達之介さんは「いやいや」と照れながら身をよじって喜ぶわかりやすい人です。そしてこれは「ベルンシュタイン」という人の本に書かれていることだと教えてくれました（170ページ文献5）。

痛みで「定型的な動きになる」

「それでね、人の体は柔軟でそれこそ無限に変化できるのだけど、痛みのある人というのは体を硬くしていつも同じような動きを繰り返す傾向があるのよね。それで柔軟性が低下してしまうの。そうすると、状況変化に応じて体の動きがますます変化しにくくなる。つまり定型的（形にはまった）な動きになりやすいのよ。まるで外骨格系の動物のようにね。

たとえばジロちゃんは人混みを歩くとき、横向きになったり立ち止まったり、後ずさりしたり、歩く速度を変えたりしながら、人にぶつからないように歩いて行くでしょう？　つまり、一瞬ごとの状況変化に歩行の形や動き方を変えながら歩いているのよ。

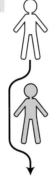

健常な人

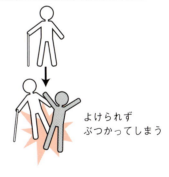

筋力・体力のない人、痛みのある人

よけられずぶつかってしまう

でも、高齢者で筋力・体力などの落ちた人や痛みのある人って、人混みの中でも歩く速度・歩き方もほとんど変化しないでしょう。むしろ変化させられないのよね。だから、周りの状況変化に対しても同じ型にはまった動きを繰り返しちゃうの。つまり状況変化に対応して運動を変化させられなくなっているの。適応的でなくなっているわけ。身体が硬くなって柔軟性が低下したり、筋力が低下して多彩な運動を生み出せないというのはそういうことなのよ」

「運動余力」を改善しよう！

　「そしてジロちゃんのように状況変化に応じて運動の形をドンドン変化させて、課題を達成したりする能力を"運動余力"と呼ぶのよ。**運動余力というのは豊富で多彩な筋力や柔軟性、体力、環境を探索して利用する能力などを含める総合的で、適応的に課題を達成する能力のことよ。それらが十分だと、状況変化に対応して運動を適応的に変化させられるのよ。**

　言い換えれば、障害のある人はこの運動余力が低下した状態なの。筋力が低下していたり、柔軟性が低下していたりするの。Aさんは元々脊椎管狭窄症があって、両下肢に軽い麻痺があるでしょう。それに痛みがあると力を出しにくいでしょう。さらにいつも数少ない動きを繰り返すから柔軟性も低下して体幹部は硬くなっちゃうし、手術後に筋力・体力・柔軟性はさらに低下しているからますます運動余力が低下しちゃう。最近はずっと、運動余力が低下した状態だったの。

　それで、あの2つの運動課題、つま先立ちと重心移動の登場よ（☞20ページを参照）。この2つの運動課題は"痛みを治療する運動"という暗示だけど、同時に量と強度を上げて繰り返し、運動余力を改善する運動課題でもあるのよ。そしてさらに立位で行う課題を増やしたり、歩く量を増やしたり、いろいろな家具を使って異なった伝い歩きの練習をしているでしょ。つまり筋力や体力を改善しているし、異なった環境内で異なった体の使い方、環境の利用の仕方を実際に学んでいるのよ。それと、いつも最後に体幹のストレッチをやっているでしょう。こうして体幹部の柔軟性を改善できて、ドンドン運動余力を高めているわけ。

　運動余力を改善すると、これまでできなかった動きもできようになるわよね。何しろ柔軟性や筋力、持久力などが改善しているんだから。そうすると、重心の移動や全身の使い方なども、これまでできなかったやり方が試せるし、その中には痛みの出にくい動き方も実際にあるのよ。

Aさんに"できるだけ痛みの起きないやり方を試してみて"というのは、そういうやり方を彼女自身に探してもらっているわけなの」

「でもAさんは、両下肢には軽い麻痺があって、ある程度、筋力は強くなっても……。麻痺があると、筋力強化というか運動余力の改善は頭打ちになりやすいのでは？」

「そう、その通り。でも両下肢の筋力強化には限界があっても、両上肢や体幹の筋力はまだまだ強化できるでしょう。歩行器で連続して歩いても痛くなくなったのは、両上肢の支持する力が強くなったり、持続するようになったからかもしれないわよ。体幹の柔軟性も改善しているから、これまでとは異なった体重のかけ方もいろいろ試していると思うわ。だから、できる範囲で運動余力を増やしているということなのよ」

「ああ、なんとなくわかってきました。歩くことに目が行っているから、僕は下肢の筋力強化をしようって思うけれども、Aさんは実際には両手や全身や歩行器も使って歩いていたんですね。

それと最初は"暗示"とかで安心して痛みが軽くなっていたのが、いつの間にか筋力・体力や体の使い方が上手くなって、それまでとは違った痛みのない動き方が"身体能力的にも（実際に）"できるようになるということなんですね」

「そうそう、ジロちゃん、意外に飲み込みが良いじゃない」

「達之介さんこそ、意外におかまですよ！」

「やだー、ジロちゃんたら、そこー？ 意外に言うわね！」

「ごめんチャイ！」

一瞬、達之介さんの顔がびっくりした。ふふ、2週間前の仕返しをしてやったぜ、ふふふ……と心の中でほくそ笑む（27ページを参照）。

「クソ、よくも言ったわね！　覚えてらっしゃい！」

運動余力を高めるための運動課題集〜「実りある繰り返し課題」

「わたしのこれまでの経験から、立つ時や歩く時の運動余力を高めるのに有効な運動課題をいくつか見つけてあるのよ。そういうのをまとめて"実りある繰り返し課題"って呼んでいるのよ」

「えっ、"実りある繰り返し課題"？　なんです、それ？」

「もう、てめー、何を聞いているの！　耳をかっぽじってよく聞いてちょうだい。"運動余力を高めるための運動課題を集めたセット"のことよ。痛みのある人なら、この中から痛みの起きにくい運動課題を選んで、それを日々繰り返していくようにするのよ」

なんだか達之介さんは、おかま口調で絶好調な感じ……。

「最初からそんな運動課題のセットがあれば、ジロちゃんのようなボンクラだって私と同じような効果が出せると思わない？」

「はい、同じような効果は無理でも、できることが増えそうです！」

ここで現在、金原園で使われている立位での「実りある繰り返し課題」のリストを紹介します（表）。表以外にもいろいろな課題が用意されています。

表 金原園で使われている立位レベルでの
「実りある繰り返し課題」のリスト

❶ つま先立ち
❷ 左右の脚への重心移動
❸ 左右の交互踵挙げ
❹ 交互膝挙上（足踏み）
❺ 股関節交互外転振り出し
❻ ハーフスクワット
❼ つま先上げ
❽ ステップ運動（左右前後）
❾ 板跨ぎ（板の上に立った片脚で支持しながら反対脚で前後左右に板を跨ぐ）→80ページ参照
❿ 昇降運動各種
⓫ 移乗・移動運動各種
⓬ 手すり、テーブル、壁での伝い歩き
⓭ テーブル、椅子や家具などの間の渡り歩き
⓮ 歩行補助具を使った歩行練習

「治療方略」で治療の目標設定と達成するための計画を作る

「今回説明した一連のやり方は"支配される痛みから、管理される痛みへの治療方略"というのよ。"治療方略"というのも初めて聞いたと思うけれども、"どんな風に治療の目標を設定して、どう達成していくかという作戦や計画"のことよ。

　今回の場合は、まずは"足場作り"という技術──たとえば徒手療法やコンプリメントをしたり、原因を明確にして痛みが治療可能なものと示したり、良好な治療関係を築いたでしょう。そして"例外作り"で解決方法として、"痛みのない運動を繰り返せば痛みが改善する"という暗示をかけて"痛みのない運動で痛みは治せる"という体験をしてもらったわよね。そして"実りある繰り返し課題"で、痛みのない運動の経

験と運動余力の増加を日々積み重ねたわけよ。そして最終的に"上手く動けば痛みがない"という経験を繰り返してもらったわけ。まあ客観的にみると、痛みの原因はわからないけど、少なくとも痛みを取り巻く状況は変化させたわね」

「達之介さんがとっているアプローチって初めて聞きました。名前はあるんですか？」

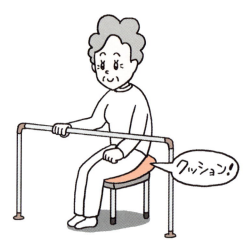

CAMR（医療的リハビリテーションのための状況的アプローチ）？？

「私のアプローチはCAMR（カムル）というアプローチなのよ。Contextual Approach for Medical Rehabilitation（医療的リハビリテーションのための状況的アプローチ）の頭文字を取ったもので、これはシステム論を基に組み立てられたアプローチなの（98ページを参照）。CAMRの特徴は、この時、この場でできる状況変化を積み重ねて、より継続的で安定したより良い状況変化にすること。今回も痛み自体を治すことよりは、痛みを取り巻く状況を少しずつ変化させていったわけよね。

さあ、"足場作り""例外作り""実りある繰り返し課題"の３つのテクニックと、"この時この場で状況変化を積み重ねる"という考え方を理

解した？」

「はい、なんとなくですけどわかりました。でもそのCAMRでしたっけ？ これについてもっと知りたいし、もっと勉強したいです！」

「よろしい！」

　達之介さんはいつものようにくるっと背中を向けて歩いて行きました。いつもは猫背でおじさんっぽい歩き方が、おかまっぽく、しゃなりしゃなりと歩いて行きます。
　僕はいつも「達之介さんはおかまっぽいだけ？ それとも本当のおかま？」と気になります。だって、達之介さんは僕たちの前で日々おかまっぽくなっていきます。患者さんの前ではいつも、普通のおじさんですけれど。

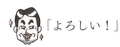 3週～退所までのプログラム

　その後のAさんの訓練プログラム（3週～退所まで）は、次のようになっています。

Aさんの訓練プログラム（3週～退所）
❶実りある繰り返し課題
　●両手で座面を押してパイプ椅子からの起立練習5回
　●両足首に各1キロの重りをつけてつま先立ち
　　50回×1セット（ゆっくり）
　●両足首に各1キロの重りをつけて交互股外転
　　50回×1セット（ゆっくり）
　●両足首に各1キロの重りをつけて膝を高く上げる足踏み

50回×1セット（ゆっくり）
- 両足首に各1キロの重りをつけて膝の軽い屈伸運動
　　50回×1セット（ゆっくり）
- 両足首に各1キロの重りをつけてパイプ椅子に座り、両手で座面を押さえて、同時に両足を持ち上げる
　　30回×1セット（ゆっくり）

❷2本杖歩行、家具やテーブル、壁にすがって伝い歩きや渡り歩き（どの課題も痛みが出ないように）

❸段差・階段の昇降練習

❹セラピストによる座位での体幹の回旋ストレッチ

　Aさんは5週目の中頃に自宅に帰りました。自宅に帰ってからは、家庭内では歩行器ではなく、以前のように手すりや家具、壁にすがって伝い歩きしながら洗濯や料理なども行っているとのこと。また週2回は当施設のデイケアにも通っています。デイケアでは、歩行器を使用しています。

　自宅でも、痛くなったらつま先立ちや左右への重心移動をしながら、また楽になるのを待っているとのこと。痛みは出現したり消えたりを繰り返して、全体的には徐々に良くなっているようです。結局、1カ月間では痛みは完全に治せなかったけれども、Aさんが痛みとうまくやっていける状態になったんだと思います。痛みは完全に消えなくても、痛みを取り巻く状況は大きく変化したのです。

第2話 CAMRと足場作りの技術
――達之介のリハビリ勉強会①

　金原園で毎週1回行われる達之介さんの勉強会には、セラピストが参加しています。Aさんの事例に関する講義も実施されました。

🖊 運動や訓練の意味は「コンテキスト（文脈）」から生まれる

達之介
「人の運動や振る舞い、考え方、感じ方はいつも"コンテキスト（文脈）"から切り離して考えることはできないのよ」

「たとえば次郎が香ちゃん（同僚で1年目の作業療法士）を夕食に誘うとするよ。もしこれまで次郎が香ちゃんに挨拶程度の関わりしかなかったら、このコンテキストの中では香ちゃんは"まあ、どうしたんでしょう。いきなり夕食に誘うなんて……"と理由がわからなくて、不安に思ったり返事に躊躇しちゃうよね？」

香
「はい」

「でも次郎がいつも笑顔で挨拶したり、用もないのに話しかけてきたり、旅行のお土産を渡してくるコンテキストだったら、香ちゃんは"あら、次郎のやつ、生意気にもデートの申し込みね"なんて思うよね」

「私、そんな失礼なこと思いません！」

「いやいや、喩えだから……。ごめんチャイ！　でも、訓練でも同じことが言えるでしょう。セラピストがいつも一方的に指示だけして、フィードバックは間違えた時だけ――このようにセラピストが"患者さんは頑張って当たり前。ちゃんとやって当たり前"と思ってい

るようなコンテキストの中では、セラピストの出す指示は命令であり、やるべき義務であり、"間違ってはいけない。管理（支配）されている"と受け取られちゃう。これではストレスを感じるよね！

　一方で"セラピストの指示に従うと、失敗しても、できなくても、ねぎらわれ、ほめられる"というコンテキストの中では、セラピストからの指示は自分にとってやるべき価値のある目標にならない？　勉強でもそうだけど、他人に強制されるよりは自分から目標をもって取り組んだ方が楽しいし、集中して成績が上がるよね。コンテキストが違うと、訓練の意味がまったく変わっちゃうのよね。

　つまり「足場作り」とは、セラピストがいつも患者さんをほめる、ねぎらうことによって、患者さんと管理的・支配的な関係のコンテキストではなく、協力的な問題解決のコンテキストを作っていくことなのよ」

患者さんと協力していく「足場作り」の技術

　「足場作り」はCAMRの技術体系で、達之介さんから次の6つのことを教えてもらいました。

❶探索

　「できる」「できない」の視点から、「患者さんがちょっと頑張ればできそうなこと」をセラピストと患者さんが協力して探していくことです。従来の運動評価では、セラピストが患者さんのできないことに焦点を当てがちです。たとえば「○○できないから、訓練では○○できるようにしよう」など。でも障害を持ったりすると患者さんは自然にできない、失敗の経験ばかり積んでいることも多いものです。自信も無くなりますし、意欲も低下します。だからできないことに焦点は当てません。むしろ視点をちょっと変えて、少し頑張って挑戦したら上手くいって達成感が得られるような課題を探し、できるように工夫します。挑戦

し達成することは、患者さんにとってとても価値がありますし、患者さんの目を達成や改善に向けることができるのです。

探索は「実りある繰り返し課題」を決定したり、訓練目標の設定にも役立ちます。それに成功経験を繰り返すための最初の情報集めにもなります。つまり「前向きな評価」となるのです。

またセラピストが患者さんを手伝ったり、工夫すれば、できることが発見できたり、増えたりする経験ができます。つまり、セラピストの利用価値に患者さん自身が気づくことになります。患者さんがセラピストの利用価値に気づくことが「足場作り」の1つの目標なのです。

❷コンプリメント（compliment）

ほめたり、ねぎらったりすることで、CAMRでは多用します。「よく頑張られましたね」「上手くできましたね」「しんどいのによくできましたね」など。患者さんが何をしてもほめます。「しんどかったですか？」と聞いたときに、「ええ、しんどかった！」と言われれば、「しんどいのによく頑張りましたね！」とほめますし、「しんどくない」と言われれば「あら、お強いですね！」とほめることもできます。

また大げさにほめたり、ねぎらう必要はありません。相手の立場に立った発言ならばいいのです。たとえば、「今日は疲れていますね」はセラピストの立場からの発言ですが、「今日は疲れたでしょう」と言えば、相手の立場に立っての発言となります。相手の気持ちになって考えていることが伝わるので、これもコンプリメントといえます。普段からさりげなく使えるのです。

❸原因と解決の説明

「今、抱えている問題の原因は、ありふれたもので解決可能です」と説明し、その解決策とその達成目標を明確にすることです。真実かどうかではなく、患者さんが理解でき、納得できる説明かどうかが重

要なのです。いくら科学的に信頼できる説明でも、患者さんの立場で理解できない、納得できなければ意味がないのです。

　通常は「解決可能な原因の説明」→「解決方法の提示」→「達成目標の明確化」と進めます。Aさんで使われた「例外作り」はこの手法なのです。

❹プラシーボの利用
　「この方法で他の人も効果を上げている」などと、期待される効果を説明することで、解決方法に対する結果が明白であることが重要です。漠然と「良くなります」では、何がどう良くなるかはわかりませんが、「うちの施設ではたくさんの方がこの方法で痛みが軽くなっています」と言えば、「痛みが軽くなる」と期待される結果が明白になります。ここでも「達成目標の明確化」が必要なのです。

❺ブリッジ
　実際に「経験した運動」と「原因、解決方法、達成目標の説明」を結びつけることです。内容は「原因と解決の説明」や「プラシーボの利用」と同じものです。しかし、それらは実際に行う前に説明されるのに対して、ブリッジは実際にその運動を経験してから、もう一度改めて説明と経験を結びつけるために行います。納得をしてもらうための繰り返しの説明といったところです。

　また「歩きたい」と思っている患者の運動能力がまだ低く、座位での訓練しかできないこともあります。こんな場合でも、「座位で行っている訓練が先々歩くことにつながるよ」と説明し、今の運動経験と先々の結果や得られる価値とを結びつけることがブリッジなのです。

❻徒手療法
　体の状態（痛みや柔軟性）を一時的にでもその時、その場で変化させ

ることができます。そのために痛みや柔軟性低下の問題が「改善可能」であることを患者さんに比較的簡単に経験してもらうことができます。こうして徒手療法は、心身共に非常に有効な状況変化のきっかけになります。

それに痛みが改善すると動きやすくなり、実際に運動パフォーマンスも上がり、訓練効果も上がります。

またここでもセラピストの利用価値に気づいてもらえます。もし患者さんが痛みを訴えて何もしなければ、患者さんは「この先生は私の言うことなんて聞いてくれない。無視される」と思うでしょう。これでは治療的な関係作りなんてできっこない。たとえ徒手療法で痛みは軽くならなくても、痛みという訴えに対応すると、患者さんの期待に応えようとしているということだけは示すことができます。

徒手療法は、動きやすい体の準備もできるし、治療的な関係作りもできるし、痛みは変化しないものではなく改善可能と示すこともできます。しかも徒手療法はその時、その場ですぐに「心身の状況変化」を起こせます。セラピストにとってはとても便利で役立つ技術なのです。

「足場作り」を実践しよう！

Aさんの例における、達之介さんの語りかけを振り返ってみましょう。

「これまで痛みがあるのによく頑張ってこられましたね。ホントに頭が下がります（コンプリメント）。ではここからが本番です。この痛みはさっき言ったように手術後に筋肉同士がくっついて、縮んで硬くなったために出てきます。マッサージで少し筋肉をほぐしたら、次は立って動いても痛くない運動を見つけて繰り返すと次第に柔らかくなって、痛みも軽くなります。つまり「痛みのない運動」で痛みが治るんです（原因と解決方法の説明）。ここでもたくさんの方がそのやり方で治っ

ておられますよ（プラシーボの利用）。では、痛みのない運動をやってみましょう！」

「よく頑張られましたね！　しんどかったでしょう？（コンプリメント）座って一息つきましょう。次はもう一度歩行器で歩いてみましょう。ただし今度は、自分自身で痛みの軽い歩き方をいろいろ探してみてください。（達成目標の明確化)」

「（ストレッチしながら）今の運動では、立って動いても痛みがありませんよね。この痛みのない運動を繰り返すと徐々に痛みが治ってきます。（ブリッジ)」

　そういえば、Aさんは達之介さんの金原園での初めての患者さんだから、「ここでもたくさんの方がそのやり方で治っておられますよ」と言うことは「嘘」なんですよね。達之介さんは結構いい加減です……。

「あの、面白いとは思うのですが、"足場作り"ってどんな人にも効果のある方法ではないですよね、きっと……。たとえば、認知症の方はどうなんですか？」

「おっ、香ちゃん、積極的に発言する姿勢はいいわよ。うん、Aさんはよく効いた方だと思うの。これまでの経験から"素直な方"と言ったらいいのかな。そんな方では割と効果あると思うのよ。認知症の方でも、重度の方を除くと有効よ。

　それに認知症の方や高齢者の方は普段ほめられることがないから、コンプリメントをするのはとても大事なの。ほめられたりねぎらわれて、その場で意欲が高まって運動をしっかりできたりすることもあるのよね。それにほめることを繰り返していると、次第に関係が良くなるから！」

徒手療法は状況変化の技術？

健介
「押忍、自分もちょっと質問が……」

健介さんは経験7年目の理学療法士です。新人の頃から勉強熱心でいろいろな講習会や勉強会に参加していて、若手のリーダー的な存在です。大学時代から空手を続けていて、現在は三段です。また最近は、何かの徒手療法を学んでいるようです。

「何かしら？」

「達之介さんは徒手療法を"状況変化の技術"の1つと言いますけど、僕が受けた講習会では、徒手療法は"問題解決の技術"として説明しているように思います。たとえば、痛みの問題を解決する技術です。実際に一度の徒手的治療手技で痛みが消えて問題が解決する場合があります。」

「そうよね。でも**徒手療法の後ですぐにまた痛みがぶり返して、いつまでも痛みの一時的な改善と増悪を繰り返しているケースの方も多いんじゃない？　たまに上手く解決するからといって"痛みを解決する技術"とは言えないんじゃないかしら？**　健介はどうなの？」

「まあ、自分はまだまだ未熟ですからたまにしか治せません。でもこのまま練習を続けて徒手療法の手技に熟練したら"問題解決の技術"になると思うんです。」

「うん……。徒手療法の技術だけで何とかなるかな？　たしかどっかのTV番組でそんな雰囲気の番組やってたしね……。
でも昨日、お昼休みに食堂で健介がしゃべっているのを小耳に挟んだ

んだけど、首の付け根の痛みや肩凝りには○○筋や△△筋の緊張を緩めるといいって言っていたよね？」

「押忍、講習会でそう習いました。多くの場合、その筋肉の硬さが痛みの原因になっていると」

「じゃあ、それらの筋肉の緊張をとったら治る？」

「押忍、自分も何例かでそれを経験していますし、そうなると思います！」

「つまり、健介の技術は未熟で完全に緊張がとれないから一時的な効果しか得られないわけよね？」

「押忍、そうだと思います」

「押忍押忍、うるさいーっ！　もう……。でもそもそも、なんでその筋肉は緊張するの？」

「ええと……。ああ、仕事のストレスとか、同じ姿勢で作業しているとか……」

「じゃあ、徒手療法でその筋の緊張を完全に落として楽になっても、その方はまた仕事をして痛みの症状をぶり返して、あなたのところに来るんじゃない？　だいたい、肩凝りなんて多くの場合は生活習慣から生じているんじゃないの？」

「おお、そうなるか！　……であります……」

「結局、徒手療法は痛みの直接の原因となる筋の緊張を落として、一時的な状況変化は起こしていても、それだけでは筋の緊張を生み出す状況は改善できないことも多いよね。当たり前だけど、徒手療法は体に原因を求めて、体にアプローチするからね。生活習慣は視野の外でしょう？　もちろん一度で治って、それがきっかけで再発しないケースもあることは確かだけどね」

「ではどうしたらいいのでありましょうか？　その考え方に立つと、たとえば首の痛みを治すために仕事を辞めるとか？」

「それは患者さん自身が決めることよね。わたしたちが口を出すべきことじゃない。でも普通は、そう簡単には仕事は辞められないよね。それでも、患者さんをとりまく状況の中でなんとかできることを選択肢として提供することはできるかもしれないわよ。定期的に自己ストレッチするとか、簡単にできる体操を指導するの。あるいは環境を色々と変化させてみるのよ。仕事に使う椅子や机の高さを変えたり、クッションを使ってみる。マウスやキーボード、照明器具などを変えてみることも有効だよね。あるいは新たに趣味の活動をして、身体活動の質と量を増やすとか……。まあ、わたしたちの守備範囲を大きく超えることも多いから、アドバイスくらいしかできないけれどもね。でもこうやって状況変化をたくさん起こす中で、筋肉の緊張が出てくる状況を変化させることができるかもしれないでしょう？」

「ああ、徒手療法だけでは問題は解決しないけれども、徒手療法は1つの状況変化の技術と考えて、それ以外のアプローチも同時に行うということですか？　たしかに徒手療法を状況変化の技術と考えると、まずは徒手療法で一時的にでも痛みを軽くしたあと、ストレッチや痛みの軽くなる運動を指導して筋力を増やしたり、環境調整したりして一時的な変化が自分の努力で継続的な変化になる経験を積んでもらえるわよね……であります！」

「おお、いいね、健介！　スジがいいわよ！　もし徒手療法で一時的にでも痛みが軽くできるなら、患者さんは健介のことを信頼して、健介の言うことに進んで従うかもしれないものね。状況変化の技術でもあり、足場作りの技術でもあるというのはそういうことよ。

　でも世の中には徒手療法を"問題解決の技術"と信じ込んで、そればかりしているセラピストもたくさんいるよね。徒手療法では"原因は人の体の中にある"と常に考えるからね。でも人の運動問題は、人の

体ばかり見ていてもダメなんだわ。

　だって、人の運動はその生まれてくるコンテキストを見ないとダメだよね。特に痛みは生活習慣に根ざしているものも多いし。人の体ばかりに焦点をあてて、体の評価ばかりしたり、徒手療法という技術ばかりしていてはダメ。もっと広くコンテキストを理解し、"徒手療法をどう活かすか"という治療方略がないとダメなのよ」

「押忍‼　わかりました‼」

「もう、押忍押忍うるさい！」

変形性膝関節症などの痛みでも「治療方略」は有効

「この治療方略は、膝の変形性関節症などの他の痛みでも使えますね」

「もちろんよ！　お医者さんから"歳だから……"と言われて諦めてしまっている人たちがここでもたくさんいるわよね。確かに"歳"と言われたらどうしようもなくなる。

　でも"原因は運動不足による筋力低下だから、立って痛みのない運動、つま先立ちや左右への重心移動をやると良くなります"と言ってみる。"歳"だとどうしようもないけど、筋力低下なら運動でなんとかなるからね。つまり解決可能な原因であると説明し、その解決法を提示する。そしてそれを繰り返しながら、運動しても痛みがない経験をし、運動余力も改善していくのよ。個々人でいろいろな状況の違いがあるから、その辺は工夫してね！

　実際うちの施設でね、この方法が一番良く効くのは、退職後にやることなくてブラブラしていて、ある日ふと気がついたら膝が痛くなっている人たちよ。明らかに運動不足による膝回りの筋力低下が原因だと思う

わ。だからつま先立ちや左右への重心移動の課題で、痛みなく膝回りの筋収縮を活性化してあげると完全に良くなる人たちが多いのよ。試してみてね！」

「押忍!! さっそくやってみます!! 押忍！」

「押忍ってうるさい！ ……。あと、**大事なことなんだけれども、すべての痛みがこれでよくなるなんて思わないでね。何度も言うように、痛みはさまざまな要素の相互作用から生まれているので、誰もがこの方法でうまくいくわけではないからね**」

「押忍！」

「……」

サプリメント販売の「テレビ・ショッピング」から学ぶ

次郎
「先日テレビ・ショッピングのサプリメントの宣伝を見てたら……」

「おっと、皆まで言わないで！ わかってるわよー！ "支配される痛みから管理される痛みへの治療方略"はこの販売戦略と同じじゃないかって、言うつもりでしょう？」

「いえ、同じじゃなくて、よく似てるなあ、と」

「そうよね。"膝が痛いのは大変でしょう。もっと元気に歩きたいよね"とコンプリメントし、"原因は軟骨成分の加齢による減少"と因果を説明したうえで、"だからこれを摂りましょう"と解決を説明しているわよね。ホントに良くできてるわよね。しかもお値段が少し高い方が良く売れるというから、よく考えてあるわ」

「そうなんです。僕もよく似てると思って。でもそれだけで終わるから、すぐ売れなくなっちゃうのかなぁと思ったりもするんですけど」

「そうとも言えないわ。まずプラシーボの効果が考えられるからね。それに膝関節の変形症だと、元々痛みが強くなったり、軽くなったりを自然に繰り返してるからね。痛いときにサプリメントを飲んで、しばらくすると痛みが軽くなったという経験をするよね。だから良くなったのはサプリメントのおかげと思っちゃう。

　さらにプラシーボにしろなんにしろ、痛みが消える状況変化が起きると活動量も上がって、それで筋力・柔軟性の改善や姿勢の変化も出て、実際に訓練でやるように運動余力の改善に伴う痛みの改善もあると思うわ。継続的・安定的に良くなるわけ。だからそれらの経験を基にリピーターが出てもおかしくないと思うのよ」

「あ、なるほど！　まさか、達之介さんの治療方略はサプリメントのコマーシャルから思いついたとか……」

「バカお言いでないよ！　あくまでもわたしの経験から出たものよ！　でもこれは秘密だけど、もしわたしが販売するんならもっと別の手も使っちゃうわよ！　それはね……」

　ここから先は秘密です。悪用されてはいけないので……。達之介さんはやはり怖い……。

第3話 「最初にうまくいった方法」をいつまでも繰り返さない！
——脳梗塞右片麻痺患者のリハビリ

　恵子さんは経験8年目の理学療法士です。今回、達之介さんは恵子さんと一緒に左片麻痺の男性を担当することになりました。僕も時間を作ってできるだけ一緒に参加します。まずは一緒に基本情報を確認してみましょう。

📋 Bさんの基本情報

　74歳男性。脳梗塞右片麻痺。発症後8週で急性期病院から回復期病院へ。そこで装具を作成し、3カ月で40メートル程度、見守りのもとで杖で歩けるようになりました。また装具の装着も、自分でできるようになりました。

　病院内では、日中装具をつけたまま車椅子で過ごしていました。トイレやベッドに乗り移ったりするときに「装具をつけないで立つと危ないから」と、担当セラピストから言われたからです。歩行練習は訓練室でセラピストの見守りのもとで行われるだけでした。

　そして退院前にセラピストから「歩行は実用性がない」と言われ、家屋改造して車椅子での生活をすることになりました。家屋改造が済むまでの1カ月間、当施設へ入所することになりました。しかし家屋改造しても家の中はかなり狭い場所、解消できない小さな段差もあり、車いすを操作してトイレに行くにも介助が必要とのことでした。

　ご家族の希望は「トイレに行くのにいつも付き添うのは難しいので、ベッドで1人でも尿器を使えるようになって欲しい」でした。一方、本人の希望は「1人で歩いてトイレに行きたい」でした。

📋 前の病院からのリハビリ報告書〜手すりでの歩行は可能？

　前の病院のリハビリの報告では、立位・歩行時には全身の筋緊張が強く、上肢はいつも強い屈曲肢位とのことです。下肢の振り出しも小さく、小刻み歩行。患側の足部は尖足位があるので、起立や移乗などでは装具装着が必要とのことでした。また装具装着して、手すりを持てば1人でも安定して移乗できるようです。

　ベッドから起きて、座り、立ち上がり車いすへの移乗、施設内での車椅子操作なども自立しています。ただし立位から方向転換、着座にはやや時間がかかるとのことです。

　また服の着脱衣は種類が限定され、少し時間がかかるものの可能です。トイレ動作も時間はかかるがなんとか自立しているようです。

「どう思う？」
達之介

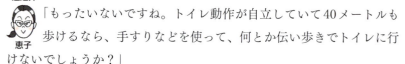
「もったいないですね。トイレ動作が自立していて40メートルも歩けるなら、手すりなどを使って、何とか伝い歩きでトイレに行けないでしょうか？」
恵子

「そうね、その点を確認してみましょう」

🦽 Bさん訓練初日〜動きを計測する

　Bさんは車椅子を良い方の左脚で駆動してきました。右足にプラスチックの短下肢装具をつけてフットレストに置き、左手で杖を持っています。

　達之介さんは挨拶をすませると、Bさんにまず杖歩行から始めてもらいました。

　Bさんの歩き方は全身を硬くして、小刻みに進んでいくというもので

した。「ちょこちょこと歩く」という表現がぴったりです 図1 。

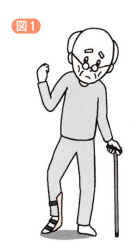

図1

　達之介さんはBさんに10メートルをできるだけ速く歩いてもらい、10メートル歩くのにかかる時間と歩数を計測します。2回歩いてもらい、平均を出すと「約47秒、94歩」となりました。速度は約「0.21m/分、平均歩幅は10センチ、ピッチ（1分あたり何歩踏み出すか）は120歩」となります。健康な70代男性11名の平均値は「速度2.27m/秒、平均歩幅1.19m、ピッチ112歩」なので、いかに小刻みに、そして遅く歩いているかがわかります（170ページ文献6）。

　またBさんは体幹を伸展して、麻痺した上肢を硬く屈曲して体幹に引きつけます。そして両方の脚を小さく素早く振り出すのです。上半身は硬くなって歩行に伴う動きが見られず、脚だけでちょこちょこと歩きます。

　そして10メートルを2回歩くとBさんの呼吸も速くなり、汗ばんできます。大変なエネルギーを使って歩いていることがわかります。とてもエネルギー効率の悪い歩き方なのでしょう。ぐったりと疲れた感じです。

「この小刻みで、遅い歩き方は全身の筋緊張が高くなって全身が硬くなっているからなんでしょうね」

「うん、そうだと思うよ」

　全身が硬くなっているために、股関節の可動性も小さくなり、振り出しが小さくなってしまいます。達之介さんは試しに低い板（2センチ厚）をBさんの前に置き、手すりにつかまって上がったり降りしてもらいます。そうすると健側左足・患側右足どちらとも板を蹴ってしまって、足が板の上に乗りません。

　家の中には小さな段差がいくつかあり、手すりにつかまっても、今のままでは苦労しそうです。もちろん速度は遅いし、疲れるし、見た目も不安定です。前の病院のセラピストの言う「歩行は実用性がない」とは、このことを指しているのでしょう。

　達之介さんは他にもいろいろとBさんに実行してもらったあとで、Bさんに装具を外すようにお願いしましたが、Bさんは首を振って「これを外すと立てなくなる」と断りました。

上田法〜脳性運動障害後の硬い身体を柔らかくする徒手療法

　達之介さんはBさんにプラットフォーム上で仰向けになってもらいました。この時は装具を外してもらいました。そして、達之介さんが持ってきた不思議な形のウレタンを体の下に入れ始めました（図2）。

「何をしているんですか？」

「これは上田法の体幹法といって、体幹部を伸展してさらに回旋させているんだ。この姿勢を3分間保持して、今度は反対側から

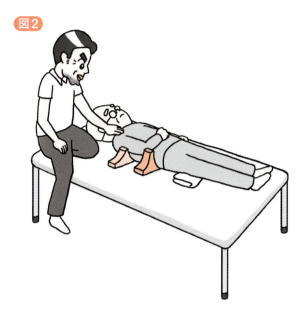
図2

も同じように3分間保持するんだね。こうすると脳性運動障害後に見られる全身の硬さが改善して柔らかくなる。つまり、柔軟性が改善するのよ」

達之介さんは患者さんの前では普通の言葉遣いのはずなのに、最後だけおネエ言葉になっちゃった……。

「はあ、そうなんですか……」

恵子さんは半信半疑です。そして約7分後……。

「では立ってみましょう」

Bさんは装具を着け直し何にもつかまらずに立つと、先ほどまでは硬く屈曲肢位になっていた患側の右上肢がだらんと半伸展位になっています（図3）。恵子さんはびっくりしたそうです。ただ寝ているだけのように見えたのに、先ほどまで硬かった全身が緩んでいるように見えます。

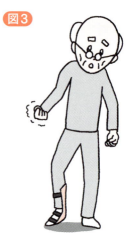

「立った感じはどうですか？」

「体全体が軽くなった！　でもなんか立ちにくい……。ちょっとふらふらして立ってるのがいつもよりも難しい」
Bさん

「力が入りにくい？」

「はい……。頼りない」

　「ええ、そうですか。いつもは体の硬さを利用して立っているからだと思います。今は緊張が落ちて柔らかい状態になったので、力が入っていないように感じて難しいと思います。でも慣れてくれば大丈夫ですよ。このまま膝の屈伸運動を行います。では行きますよ、1、2、3……」と30回まで一緒に膝の屈伸運動を行います。

「よくできましたね。しんどかったでしょう？　こんな運動は初めてですか？」

「うん、初めてじゃ」

「上手くやっておられますよ」

　達之介さんはコンプリメントを入れています。Ｂさんは「ぶはっ！」とうれしそうに笑われます。

　さらにＢさんに杖を持って歩いてもらいます。上半身が緩んで、左右に揺れているのがわかります。上田法を実施する前は、Ｂさんは棒のようにまっすぐで硬かったのに。しかしＢさんは「（歩くのは）難しい」と言って、１メートルも行かないうちに歩くのをやめてしまいました。そこで椅子に座ってもらいます。

装具を外してみる

「今度はその装具を外して、足の状態を見たいのですが良いですか？」

　Ｂさんは今度は素直に従います。達之介さんの言うとおりにして身体が柔らかくなったので、達之介さんを少し信頼したのでしょう。徒手療法の便利なところです。Ｂさんに装具を外してもらい、今度は両足とも裸足になって立ってもらいます。

　悪い方の脚は軽く膝屈曲で、踵（かかと）が浮いた状態です。

「もう一度、先ほどの膝の屈伸運動をやってみましょう！　１、２、３……」と、また30回まで行います」

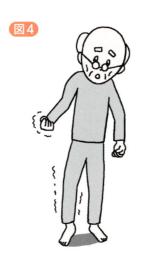

図4

　ここで達之介さんが恵子さんに「よく見るように」にと合図します。恵子さんも僕も注意して見ます。Bさんは全体に重心が健側に寄っていて、患側下肢の方にはあまり体重をかけていません（図4）。先ほどは、たしかにここまで健側に偏ってはいませんでした。もう少し左右の脚に平等に体重をかけていたように思います。今、ほとんど健側の下肢だけで屈伸運動を行っているので、患側下肢のつま先は頻繁に浮き上がります。

「はい、いいですよ。良く頑張りましたね。どうでしたか？」

「装具を外すと怖いよ」

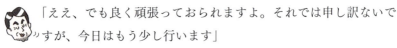「ええ、でも良く頑張っておられますよ。それでは申し訳ないですが、今日はもう少し行います」

　と達之介さんは話しながら、パイプ椅子の背もたれ側をBさんの健側に置きます。

「今度は背もたれを持って、悪い方の脚で支えながら、良い方の脚を持ち上げてみましょう」

「いや、できんよ。おそろしい、装具をつけないと……」と首を振ります。

「僕が手伝いますので大丈夫。Bさんのこの悪い方の脚は、Bさんが思っている以上に良くなっていて、良く支えてくれますよ。それに僕がいるので転ぶことはありませんからね。さあ、やってみましょう！」

　Bさんはおそるおそる健側下肢を持ち上げようとしますが、なかなかできません。達之介さんが腰に手を回してしっかりと支えます。Bさんは何度か試みて、一瞬持ち上げることができました（図5）。

「いいですよ！　その調子でもう1回！」

　その後、Bさんは何度も脚を一瞬持ち上げられるようになりました。Bさんはいったん座って一息つきます。

「できるようになられましたね！　今度はもう少し難しくします。良い方の脚を10数える間、上げたままにしておいてください」

「ぶほっ！　できんじゃろ！」

　Bさんは笑顔を見せます。

「大丈夫、僕が支えているじゃないですか！　やってみましょう」

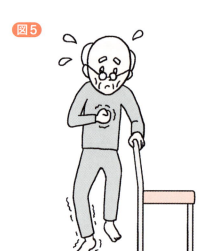

図5

　Bさんは立ち上がって良い方の脚を持ち上げます。すかさず、達之介さんが数えます「1、2！」と2まで数えていました。その後に何度も繰り返して、早口ですが最高で「8」まで数えることができました（図5）。もうかなりお疲れの様子なので、座ってもらいました。

「ほら、良く頑張られました！　8まで数えましたね。初めてにしては上出来です。Bさんの悪い方の脚は見かけよりかなり強いですよ。普段あまり使われないから気づいておられないでしょうが、Bさんの悪い方の脚はこれ一本で支えられるくらい強くなっていたんですね」

「そうかね」

「だから使わないともったいない。もしよろしければ装具を外して立ったり、歩いたりの練習をしたいと思います。装具を使わなくてももう十分に悪い方の脚で支えられるようになっているので」

「いや……。そんなおそろしいことはできんよ」

「ではこうしましょう。訓練は装具無しですが、もちろん僕がいつも手伝って危なくないようにします。普段の生活では今まで通り装具をつけたまま車椅子で過ごすということでどうでしょう？」

「ああ、まぁ、それならええよ」

「では、最後にもう1つお願いがあります。このまま裸足のまま歩いてみましょう」

　Bさんは杖を持ち立ち上がります。先ほどまでは躊躇(ちゅうちょ)していたのに、今度はやる気があります。深呼吸をして、歩き始めました。さっきまでは小刻みでちょこちょこ歩く感じでしたが、今は少しゆったりしています。歩幅はあまり大きくなった感じもしませんが、かなりゆっくりになりました。一歩ずつ確かめながら歩いており、片足ずつ、ゆっくり体重をかけています。

　患側の踵(かかと)は浮いていて尖足位になっていますが、何とか支えられており、それほど不安定な感じもしません。最初の歩行よりも体が左右に大きく揺れています。そしてBさんが3メートル歩いたところで、達之介さんが「いいですよ」と椅子に座ることを勧めます。

「今日はしんどいのによくやられましたね。歩いてトイレに行けるようになりましょうね。できると思います！　明日からもよろしく！」

　と、達之介さんはBさんに挨拶し、こうして初日のセッションが終わりました。

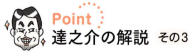
達之介の解説 その3

　恵子さんと僕は、達之介さんに聞きたいことが一杯でうずうずしていました。先輩の恵子さんから質問を始めます。

歩行の違いから読み取れること

　「最初の歩き方と、いろいろリハビリしたあとの歩き方はかなり違っていました。最初は全身が硬かったのに、上田法のあとには体がふにゃっとした感じで、かえって頼りなくなったというか……」

　「そのとおり。Bさんは最初の歩き方では体全体を硬くして、過緊張の状態で歩いていたよね。上田法はその強い緊張の状態を落として柔軟性を改善するから、動きの範囲が広がって重心の移動範囲も大きくなったのね。でも歩行時の揺れが大きくなって、かえって不安定に見えたと思うのよ」

　「なんだか頼りない歩き方に見えました。Bさんも"軽くなったけど難しくなった、頼りない"とおっしゃっていましたね。つまり、それまで棒のように硬くなっていた体で歩くのに慣れていたのに、急にふにゃっとなって、"どうコントロールしていいかわからなくなった"ということですか？」

　「うん、鋭い！　そういうことよ。でも、Bさんはこれからその柔軟になった体で歩くことに慣れていくと思うのよ。今までは硬い小刻みの歩き方で、小さな段差も越えられなかったよね。でも柔らかい体での歩き方に慣れれば、重心の移動も足の振り出しも大きくなってくるし、段差も越えられるようになると思うわ。

　前にも言ったけれども（☞39ページ参照）、人は内骨格系の動物で、この柔らかい体でさまざまな環境に対応しているでしょう。体が柔らかいから、運動の形をさまざまに変化させることができるのよね。だか

ら、いろいろな環境で適応的に歩く形を変化させることができるのよ。これまでのBさんの歩き方はその逆で、体を硬くしてちょこまかと脚が動かせるだけで、段差があっても、足の振り出しを変えられないから、越えることができないのね」

「ああ、そうですね。"柔らかい体"が無限に変化する運動を生み出す条件の1つでしたね」

装具を外したねらい

「同じ膝の屈伸運動でも、装具を外した後は、外す前に比べて随分健側に重心が偏っていたように思います。あれは装具を外すことによって、患側下肢で支えることが難しくなったり不安になったりしたから、健側下肢により重心が偏ったのかと思ったのですが……」

「そのとおり！ 鋭いよ、恵子ちゃん！ Bさんはこれまで装具をつけて、その助けを借りて体重支持してきたから、外すと不安になって体重がかけられなくなったと思うのよ」

「じゃあ、パイプ椅子の背を持って患側下肢で立ったのは？」

「患側下肢で立つのを不安がっているので、健側上肢でも片脚立ちを助けてもらったのよ。良い方の手でも支えるの。最初はちょっとずつ試して、最後は8を数える間支持したわよね。わたしが後ろで介助したけれども、体重の支持を介助したんじゃなくて、バランスが崩れないように重心移動の介助をしただけ。Bさんは気づいていなかったけど、Bさんの患側下肢は結構な支持性を持っていたのよね。あれでBさんも気がついたんだと思うわ。だって、最後の杖歩行は躊躇もしなかったし、一歩がゆっくり、つまりそれまでよりは長い時間、患側下肢で体重を支えていたわけだから」

「探索」の技術でセラピストの価値に気付いてもらう

「今日のセッションの後半が"足場作り"の"探索"という技術だったんですよね？」

「そう。何も持たずにバランスを保って運動したり、装具を外して立ったり、パイプ椅子の背を持って患側での片足立ちをしたりすることが"探索"の技術なの。普段は自分1人ではやらないような運動よね。でもちょっと努力したり、セラピストが工夫したり介助すると、できることがいろいろあるって気づいてもらえるのよ。

特にBさんは、自分の患足の下肢が結構な支持性を持っていることに気づいていなかったから、それに気づいてもらったのよ。そして、気づきを引き出したセラピストの利用価値についても少しは理解してもらえたと思うのよ。少しは頼りになるやつだってね」

「なるほど。セラピストと患者さんの2人での協同作業だったのですね。セラピストは何ができそうかを、やりとりしている中で常に探して判断しないといけないですね。

あと、達之介さんは患側下肢の支持性があると最初から気づいていたようですが、どうしてですか？」

「ふふふ……何も持たないで立ったまま重心移動してもバランスを崩さない人は、**たいてい患側下肢の十分な支持性を持っているの**。まあ経験よね。何人も見てればわかることよ」

「隠れた運動余力」と「不使用スキル」に気付こう

「Bさんの患側下肢の支持性のように、**本人が気づいていないために使われていない運動余力のことを**CAMR（カムル）では"隠れた運動余力"と呼ぶのよ」

「隠れた運動余力？」

「そう。どうして"隠れた運動余力"が生まれたかというと、たとえば、脳卒中直後の立ち始めにはまだ患側下肢はしっかりしていないよね。支持性が低いから、うっかり患側下肢に体重をかけたりすると倒れそうになるし、実際に倒れることもあるでしょう。だから、患側下肢をできるだけ使わないようになっちゃう。たとえば、立つときには健側の上下肢を中心に立つのよ。歩くにしても最低限の重心移動と荷重で、患側下肢の使用を最小にしちゃうのよ」

「ああ、ころげないためになるべく患側下肢を使わないようになるんですね」

「そう。これを"不使用スキル"と呼ぶのよ。たしかに、最初の歩き始めにはこの"不使用スキル"はとても意味があるよね。患側下肢の支持性が低いから、患側下肢にたくさん重心を乗せちゃうと、簡単にころげちゃう。だから上手く立ったり歩いたりするためには、患側下肢はあまり使わないほうが上手くいくのよね。最初のうちは"ころげないためのスキル"なのよ。

そして**不使用スキルは"最初に上手くいった"という理由で繰り返し使われ続け、ますます強められるのね**。運動範囲も重心移動範囲も小さくして、ずっと健側に重心を偏らせてしまっているのよ。それに体が硬くなることも加わって、あの体を棒のようにまっすぐにして、重心移動しないでちょこちょこと歩く歩き方ができあがったの。

でも**患側下肢も少しずつ使っている間に、支持性が増しているのよ。増している支持性が使われないから、気づかれないままに「隠れた運動余力」となったわけ**。だから実際に使ってみて、"あら、患側下肢も意外に使えるじゃん！"というのがさっきの場面よ。隠れた運動余力をBさんも私も発見したわけよ」

「じゃあ、これからドンドン患側下肢を使っていくということですね？」

「そのとおりなのよ。まずは①上田法でできるだけ柔軟性を拡大していくこと。②それによって広がった運動範囲を十分使って、脚の振り出しを大きくしたり、広がった重心移動範囲を利用して、ドンドン患側下肢に重心を移動する運動課題を行っていくこと。さらに、隠れた運動余力をドンドン引き出してあげるのよ。これでかなり歩行状態は変化するはずね……。そして、③運動余力が改善した体で実際にドンドン歩いて行くこと。この３つが訓練の方針ね」

「じゃあ、私に上田法を教えてください。それと運動範囲や重心移動範囲をより大きく利用する運動課題っていうのを教えてください。もし自分でできるのなら、やってみたいんです」

「あら、やる気満々ね！　今日から上田法の体幹法を指導するわ！　簡単だからすぐにできるわ。運動範囲・重心移動範囲を広げる運動課題は、明日一緒にやってみせるから」

「ありがとうございます。お願いします」

👉 脳性運動障害後の体の硬さを改善する徒手療法にはどんなものがある？

「上田法ってあまり聞いたことがありませんが、他にも体の柔軟性を改善するような徒手療法はありますか？」

「恵子は今までどんなやり方をしてきたの？」

「そうですね、"持続的なストレッチ" とか "緊張抑制肢位" "リラクゼーション" といわれるものをいろいろ試してみました。ただどれも一時的には改善するけれども、いったん動き出すとすぐに元通りになるものばかりで……。足部の内反位が強いと、もう立つことが難

しいので、装具を利用するしかなかったですね」

「そうね。患側下肢で体重を支えてもらったりすると、意外にそのあとで柔らかくならない？」

「あ、そうです、そうです！　だから内反尖足が強くて立つのが難しい時は、靴の中にウレタンで三角の枕を作って入れて体重をかけやすくしたりしました。そんな工夫をするとしばらく立って体重をかけているうちに、柔らかくなったりしましたね」

「そうなのよ。実際に体重をかけて使ってもらうと結構持続的に柔らかくなったりするのよね。でもそのためにはいろいろな工夫も必要だし、時間もかかるでしょう？　わたしも苦労していろいろやっていたのよね。

そんな時に出会ったのが上田法なの。やってみると期待以上に過緊張が落ちて柔軟性が改善するじゃない。あらあら、これなら面倒な工夫もいらないので、同じ時間でたくさんのことができるようになってきたわけ。

まあ、わたしもいまだに勉強不足で経験不足だから、ほかにも脳性運動障害後の硬い体を効果的に柔らかくする方法はあるかもしれないわね。うーん、ほら、ボトックス後とか過緊張を落とす薬を組み合せるとか、わたしの知らないほかの徒手療法などもあるかもね」

「患側下肢の支持性」の不思議

「前から不思議に思っていたんですけれど、片麻痺の方の患側の下肢は、座っているときは下腿を持ち上げられないくらい弱いですよね。でも立って歩けるということは、反張膝は別にして、片脚で体重を支えるくらいの筋の張力が発生しているということですよね。いつも不思議に思うんです」

「恵子ちゃん、あなた、よく見てるわね！　そのとおりなのよ。わたしも以前から不思議に思っていたわけ。いくつかの説があるけれども、その1つがアメリカのシステム論者達のもので、"人の体には脳が命令して筋収縮を調整するメカニズムとは別の筋収縮メカニズムがある"というのよ。つまり筋収縮にはいくつもの異なった種類のメカニズムが存在して、脳で生み出す筋収縮のメカニズムが壊れたから、脳を使わない筋収縮のメカニズムが代償的に使われたということよ。（146ページコラム"脳性運動障害後の筋肉を硬くするメカニズム－キャッチ収縮"を参照）でもこの話は長くなるからまた今度ね」

どんな徒手療法でもCAMRで応用できる

「ところで、Bさんにも CAMR のアプローチを行うのですか？」

「そうよ！　たとえば上田法という徒手療法で柔軟性を改善するよね。硬くなっている体の状況を変化させたのよ。もちろんそれだけだと、しばらくするとまた元通りの硬さに戻っちゃう。でも、柔らかくなった体でより大きな重心移動を経験したり、あまり使っていなかった患側下肢を使ってもらう。そうして、"患側下肢を使わない"という状況を変化させるの。それで実際に運動余力の改善が起きるのよ。その後でドンドン歩いて、自分なりの歩き方を見つけてもらうの。それらの小さな状況変化の積み重ねの中で、運動はドンドン変化していくの。運動余力も増えるし、そうなると今度は"これまでとは違う運動をする"という選択肢も増えるでしょう？」

「ああ、"その時その場でできる状況変化を起こして、積み重ねる"という治療方略は同じなんですね」

「うん、徒手療法は問題に応じて使い分けるのね。でもその後の"実りある繰り返し課題"は共通よ。その説明をすると長くなる

から、これもまた今度の勉強会でね！」

「ええ、その方がいいです。今日はなんだか頭がパンクしそうです！」

🔔 Bさんの2日目の訓練〜成功体験はこう積み重ねてもらう

　達之介さんは、Bさんにまた10メートルを2回歩いてもらい、それぞれ歩数と歩くのにかかる時間を計ります。達之介さんは運動パフォーマンスの変化を知るために、歩ける人には毎回の訓練で10メートル歩行での歩数と時間とを計測するのです。

　見た目も初日とは異なった歩き方になっています。昨日に比べて時間は40秒、歩数は78歩となっています。昨日が47秒、94歩ですから、少し速く、少し大股になっています。

　はじめに、恵子さんが上田法の体幹法をBさんに行います。達之介さんは恵子さんのやり方をチェックしながら、悪いところを指導します。

　次に達之介さんが上田法の骨盤帯法と下肢法を行います。股関節可動域が小さいのと尖足位を改善するためです。体幹法は恵子さんでも十分に効果が見込めるけれど、骨盤帯法と下肢法はいきなりやるのは難しいとのこと。ここまでで20分かかりました。

　その後、Bさんの両足首に各1キロの重りをつけて、何も持たずに立位になり、つま先立ち、交互股関節外転、膝を高く上げる足踏み、膝の軽めの屈伸運動を各30回行ってもらいます。これはAさんのところでも出てきた「実りある繰り返し課題」とまったく同じものです（45ページ参照）。

　もちろん、装具は外したままです。Bさんは不安そうですが、達之介さんが「大丈夫」と体に手を置いて、いつでも介助できる体勢になっています。

　そして「板跨ぎ」も行います。最初に患側下肢を板の上に置いて、健

側下肢で板を踏まないように跨いで戻ります（図6）。健側上肢は平行棒を持って支えてもらいます。達之介さんが、「僕がついていますから大丈夫！」とBさんに声をかけます。健側下肢で跨ぐと患側下肢は半伸展位のままなんとか体重を支えています。これを10往復行いました。

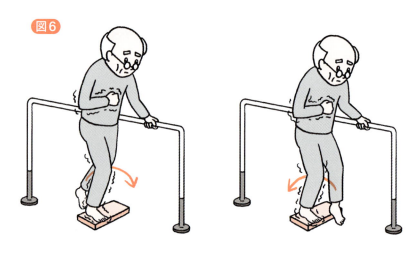

図6

Bさんは今度は健側下肢を板の上に置き、患側下肢で板を跨ぎます。

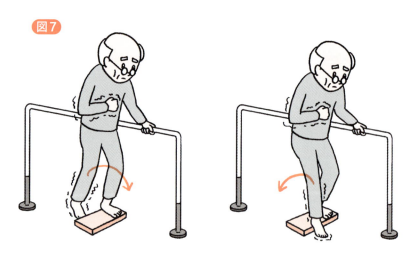

図7

患側下肢は関節の運動範囲も小さいため、患側の足部がずっと板に引っかかったり、板を踏んだりしています。結局、10往復中一度も上手くいきませんでした。しかし**失敗しても、達之介さんは「初めてで難しいのに、よく頑張られましたね」**とコンプリメントを入れます。

　「板跨ぎ課題」は支持の脚は重心移動しながらの支持性強化になるし、反対の脚は振り出す働きを強める課題です。達之介さんはいずれの運動課題も途中から恵子さんに代わり、達之介さんが行っていた見守りや介助を恵子さんに行ってもらいます。

　最後に見守りのもとで「裸足の杖歩行」をしてもらって終了です。ここまでで約40分かかりました。

「わかった、恵子ちゃん？　しばらくはこれを繰り返してね。もし"実りある繰り返し課題"が楽にできるようなら、回数を50回まで増やしてね」

「はい、わかりました。立位課題なんかは、数を数えながら私も一緒に運動するんですよね？」

「うん、その方がいいね！」

「そして板跨(また)ぎは、そばで数を数えながら見守るんですよね」

「そうそう。板跨ぎはバランスを崩しやすい課題だから、そばでよく見守ってね。それと……？」

「はい、**失敗などは指摘しない……**ですよね？　**失敗しても頑張ったことをコンプリメントして、課題に上手く取り組んでいることを強調する。もし失敗が多いときは、"手伝って行う"という課題に変更して、ともかく成功体験を積み重ねるようにする……**。でも、本当にこれを繰り返すだけですか？」

「そう。ただし患側下肢の股関節と足関節は特に硬いので、上田法の下肢法と骨盤帯法を恵子ちゃんの体幹法後にわたしがやるからね」

「はい、わかりました！」

　通常、介護老人保健施設では「1日1回20分以上の訓練」で個別の訓練加算がつきます。Bさんの訓練は40分を超えてしまいます。しかし幸い、金原園では1カ月程度の入所で在宅復帰する人については、1日2回40分以上の訓練をサービスで追加するシステム（リハビリ・ドック：一部の施設に導入されているシステムで、一見損をしているように見えるが、在宅復帰率を上げられると加算が得られる）があるので、Bさんの訓練は1日2回40分以上の訓練で行うことができるのです。

　午前中は「上田法」と「実りある繰り返し課題」を行い、昼からは歩行練習を中心に行います。

その後の訓練経過

　上田法の骨盤帯法は2日目から4回行って終了しました。なぜなら、それ以降はBさんの可動域の改善は見られなくなったからです。また2週目の頭には尖足も見られなくなり、足底全体を着いて歩くようになったので下肢法も終了しました。

　2週目の終わりには、立位課題4種とも各50回行うようになっています。恵子さんもBさんも訓練にも慣れてきて、訓練時間も1回20分で収まるようになりました。2週目の終わりには体幹法も終了しました。訓練時間をできるだけ「実りある繰り返し課題」や歩行練習に使いたいからです。

　3週目には板跨ぎでも失敗が減ってきました。そこで達之介さんの指

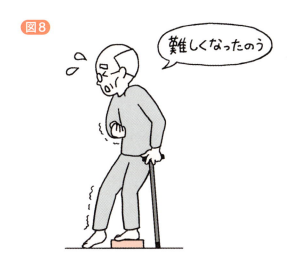

図8

示で、課題を少し難しくします。それまで健側上肢は平行棒を持っていたのですが、今度は杖に変えます（図8）。バランスを取るのが難しくなって、板を踏むなどの失敗は増えますが、Bさんは頑張って行います。

　3週目の終わりには、連続歩行距離は120メートルを超えます。杖を持った板跨ぎの失敗も激減します。そしてBさんは「1人で歩いてトイレに行きたい」と希望します。もう装具も必要ありません。恵子さんは達之介さんと相談して4週目のはじめにそれを許可して、金原園の他職種の人に伝えます。また、手すりを使って階段昇降の練習や床からの起立動作練習なども開始して、すぐにできるようになりました。

　同じく4週目には屋外歩行も開始します。坂道、階段、砂利道などさまざまな環境を歩きます。連続歩行距離は300メートルを軽く超えます。施設内は自由に歩きますし、独歩の練習も始めました。

　Bさんは入所して38日目まで訓練をしました。図9は毎回の訓練の開始時に行った10メートル歩行の秒数と歩数の値をグラフにしたものです。5週目辺りには平均して24秒43歩くらいで歩いています。最初が47秒94歩だったことを考えると、半分の時間、倍の歩幅で歩けるよ

うになっています。階段昇降も1人で安全にできるようになりました。

図9 Bさんの10メートル歩行の歩数と時間の変化

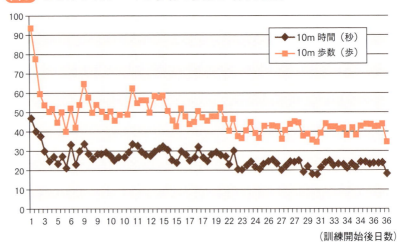

（訓練開始後日数）

Bさんは退所後3カ月で1人で出歩けるようになった

結局、Bさんは39日目（6週目）には退所し、家の中は一本杖を利用したり、伝い歩きで移動しています。もちろん、昼間も夜間も1人で歩いてトイレに行っています。

また退所後は、金原園のデイケアにも週3回通っています。

そして3カ月後には、家の中では杖を使わなくなり、家の出入りや散歩を1人で杖を使って行えるようになったのです。

車椅子が使えるようにと工事した、駐車場から家までをつなぐスロープなどは、そのまま歩いて使っています。将来車椅子を使う状況も出てくるかもしれないので、それはそれで安心だと本人もご家族も言っています。

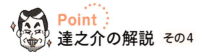

達之介の解説 その4

訓練を振り返って〜短期間で大きな変化を起こす

「Bさんは回復期病院で3カ月間、1日2時間も毎日訓練を受けて、"歩行は実用的ではない"と否定的だった人でしょう。私も最初に見たときに、"ああ、この歩き方では自立は難しいかも……"と正直思っていました。ましてや"1日40分、たった1カ月で何が変わるもんか！"って感じていたのです。

でも達之介さんに言われたとおりにしていたら、Bさんは歩き方がドンドン変化して、3週目には施設内自立できたし、5週目には屋外でも安定して杖歩行をできるようになられてびっくりしました！ 結局、家でも歩行自立できましたね。とにかく、短期間で大きく変化したのが印象的です」

「恵子ちゃんがね、よく頑張ったのよ！ コンプリメントをしながら一生懸命にBさんが課題達成できるように、一緒になって声かけして運動していたでしょう。その熱意がBさんの急激な変化を起こした要因の1つなんだよ。ホントによく頑張った！」

恵子さんは顔が赤くなって嬉しそうです。

「Bさんにやる気を出してもらう面ではもう1つポイントがあるの。Bさんは課題が成功するように、あるいは失敗が目立たないようにしていたでしょう？ これも大事でね、最初は自分が難しいと思っていたことも、日々繰り返すうちに上手くなっていく体験を積み重ねることによって自信につながるんだよね。だけどこの短期間の大きな改善には、さらにもう1つ大きな理由があるのよ」

体を硬くして利点を得る「外骨格系スキル」

「それはね、Bさんが1人でちょこちょこ歩く歩き方から抜け出せなくなっていたということなのよ。不使用スキルの話は先にしたよね。患側の下肢の支持性がないから、できるだけ患側下肢を使わないと上手くいくし、それを繰り返すようになっちゃった。本当は下肢には隠れた"運動余力"があって、患側下肢はBさんが思っていたよりもっと強い支持性があったのね。

実はBさんはそれに加えて、もう1つ別のスキルも使っていたんだ。それは"外骨格系スキル"と呼ばれるものなのよ」

「『外骨格系』って、あの外骨格系動物の外骨格系ですか？（39ページ参照）」

「そのとおり！ 脳卒中後に片麻痺になると、最初は弛緩性の麻痺が現れるよね。つまり麻痺側の方は、可動性のある骨格が弛緩した体に包まれることになる。弛緩した体ということは、可動性のある骨格が水の袋に入っているようなもの。重みで体を患側に引っ張るし、体の動きについてこないし、勝手に揺れて重心の安定を乱して倒れてしまう。そんな状態では動けるわけがない。

そこで、弛緩麻痺のある体を硬くするわけ。言い換えれば、硬くしないと動けないのよ。脳細胞が壊れて弛緩しているわけだから、わたしたちが通常行っているようなやり方（神経支配による筋収縮の調整）では体を硬くできない。そこで前にも説明したけれども、脳細胞が壊れてもまだ働くメカニズムを動員して体を硬くするのよ。伸張反射をはじめとした、反射メカニズムや筋自体を硬くするメカニズムを使ってね」

「ああ、いくつかある筋収縮のメカニズムですね」

「そう。ともかく何とか体を硬くして一塊(ひとかたまり)にしてしまうと、体は動きやすくなるわよね。上肢が弛緩してブラブラしていたら何か

に引っかかるかもしれないし、何より重心を揺らして不安定の原因になってしまう。だから硬く屈曲して体に引きつけることは、重心を健側に寄せて安定して動きやすくすることに役立っているわけ（図10）。

図10　外骨格系スキルの発生した理由

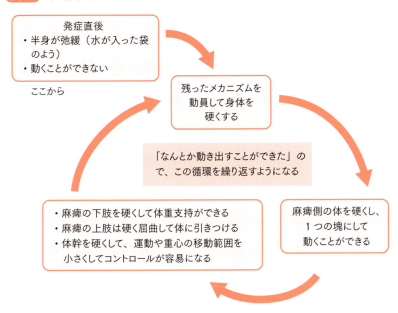

　体を硬くして、運動範囲を小さくして重心の移動範囲も小さくするとコントロールがしやすくなるよね。このように**外骨格系動物のように体を硬くして利点を得る体の使い方を「外骨格系スキル」というのよ**」

「つまり、体を硬くすることによって動きやすくなるから、それがまた繰り返されてますます体は硬くなる。病気後に弛緩状態から硬くなることは、動くことにとって必要だったということですね」

「うーん、ジロちゃん、筋がいいわね！」

（いつものほめ方だけどうれしい！　……）

第3話　「最初にうまくいった方法」をいつまでも繰り返さない！

「繰り返し」が改善した事実も隠してしまう

「ここまでの話をまとめると、Bさんは片麻痺の弛緩の動けない状態から2つのスキルを使って動き出したということですよね。まずは寝た状態から体を硬くして動きやすくする"外骨格系スキル"を利用して動き始めて、立とうとすると支持性のない患側下肢の使用をできるだけ少なくするような"不使用スキル"を利用したんですね」

「うん、いいわよ！ 続けてごらん」

「Bさんはこの2つのスキルでなんとか動き始め、立ったり、歩けるようになった」

「それにね、不使用スキルだけでは立つことはできても、上手く歩けないのよ。どうしても患側下肢で一瞬でも支えなければいけない。でもBさんには内反と尖足があって不安定だった。そこで前の病院のセラピストは下肢装具を作って装着したのよ。Bさんはその助けを借りて患側下肢を安定させて歩けるようになったのよ」

「なるほど。それで、最初に上手くいったやり方である"外骨格系スキル"と"不使用スキル"がひたすら繰り返される……」

「それで？」

「で……どうなるんですっけ？」

「アラー、ジロちゃん、もう一息よ！ 同じパターンの運動をずっと繰り返すのよね、で？」

「あ、同じ運動ばかり繰り返すから……」

「いつも同じ運動ばかりしているから、この2つのスキルがドンドン働いて必要以上に体が硬くなって、全身の動きを制限してしま

った。そしていつの間にか改善している"隠れた運動余力"に気がつかなくなった。

　試しに使ってみれば他のやり方も獲得できるかもしれないのに、いつものやり方から抜け出せなくなっているんですね！」

「あら、良いわよ！　恵子、やるじゃない！」

「あ、恵子さん、ずるい！　僕が言おうとしたことを……」

「だから、新しい力を手に入れたのではなくて、本当は元々持っている"運動余力"を引き出しただけだから、あんなに短期間で良くなった！」

「そう、そのとおり！　恵子は、Bさんに自分の隠れた運動余力を見つけてもらい、さまざまな状況の中で、その能力の使い方を勉強してもらっていたわけよ！」

「だから自分の体をよく知ってもらい、その使い方に自信がつくように、ほめて、失敗を避けるようにしたんですね！」

「そうそう、そのとおり！　恵子はとても筋が良いわよ!!」

「そうですか？　えへへ、いつも次郎君が言っているけれど、達之介さんは普段は普通のおじさんだけど、調子が出てくるとエネルギッシュなおかまさんになるってホントですね！」

（あ、恵子さんのバカ……）

「このジロジロがっ！　あんた普段そんなこと言っているのね、あとでお仕置きよっ！」

「うへー……」

「最初の成功体験（貧弱な解決）」が他の運動スキルの発達を妨げる

「まあ、ジロジロのお仕置きは後でね！」

（げげっ！）

「実はね、脳卒中ではこのことはよく起きるのよ！　初めて成功した運動スキルを繰り返して、定型的な運動を繰り返すと、その状態から抜け出せなくなるのよね。このように何とか最初の課題達成に成功すると、それが繰り返されて他の運動スキルの発達の機会を失うような解決法、そして運動余力が隠れてしまう解決法のことを"貧弱な解決"と呼ぶのよ」

「"貧弱な解決"って？」

「最初、Bさんが動き出すときはそのやり方で問題解決したわけでしょう？　"柔らかい"という問題に対して"硬くする"という解決方法（外骨格系スキル）をとったわけ。"支える"と"ころげる"という問題に対しては、"使わない"という解決方法（不使用スキル）をとったの。

　運動システムは必要な課題、つまり"歩いたり食べたりすること"を達成しようとするのだけれど、それが上手くいかない問題が生じると、自律的にその問題を解決して課題を達成しようとするのよ。CAMR（カムル）では"人は生まれながらの運動課題達成者、あるいは運動問題解決者"と考えているのよ。つまり、元々人は自分自身の力で問題解決を図っているのよ。

　そして"貧弱な解決"になってしまうと、隠れた運動余力に気づかず、そのまま"良くも悪くもならず"の停滞の状況に陥ってしまうのよね。このような状況を"貧弱な解決の袋小路（ふくろこうじ）"あるいは"停滞（ていたい）の袋小

路"といって、患者さん1人ではもうこの袋小路から抜け出せなくなってしまうのよ。だから**セラピストが隠れた運動余力を見つけてあげて、それをご本人に使う機会を作ってドンドン体験してもらう。そうすると患者さんは改めて自分から袋小路を抜け出して、ドンドン良くなっていくのよね**」

「他にも"停滞の袋小路"に入るような貧弱な解決があるんですか？」

「他には、反張膝歩行がそうよね。患側下肢の支持性がないから、膝関節を伸展側にできるだけ反らせて、骨靭帯の制限によって支持性を生み出すの。これを骨・靭帯性スキルというのよ。最初は反張膝でなんとか立って歩けるようになるのよね。だけどはじめのうちは不安定よ。でこぼこ道や下り坂などでは、しばしば膝折れで転倒したりして不安定でしょう。でもそのうちに、全身を上手く使ってどんな路面でも反張膝を維持して歩けるようになるのよね」

反張膝歩行の矯正はする？ しない？

「普通、反張膝というと、セラピストは嫌がって矯正しようと思うんですけども……。でも達之介さんは、それはスキルであって、矯正するべきではないと考えるんですね？」

「うーん、そこは微妙。というのも問題なのは反張膝によって患側下肢の支持性という運動余力が隠れてしまって、運動の多様性を発達させる機会がなくなってしまうかもしれない。貧弱な解決の問題はまさしくそこなのよ。

だいたい反張膝などの"骨・靭帯性スキル"はいろいろな疾患でよく見られるスキルなのよね。とくに"反張膝"は片麻痺の人にとって最初に安易に選ばれやすい運動スキルなのよね。**"反張膝"の問題は、次第に全身で反張膝を維持する方向へドンドン発達しちゃうから、途中から**

反張膝歩行はかなり安定して、どんな状況でも反張膝で乗り越えられるようになるのよ。そうなると、矯正することは難しくなるの。だから、急性期・回復期でも立位・歩行開始時に運動余力をできるだけ発達させて、反張膝にならないように膝を半伸展位で支える経験を繰り返してあげることが大事よ」

第4話 10分でざっくり学ぶシステム論とCAMR
——達之介のリハビリ勉強会②

今度は健介も交えて、Bさんに関する勉強会を開きました。

> 🖋 「原因」と「結果」だけ見ていても解決できないことはたくさんある

達之介:「"システム論"って聞いたことはある？」

健介:「押忍。少し前に達之介さんからシステム論を聞いてから、本を読んだり、調べたりしていますが、よくわからないんですよね。"現象はさまざまな要素の相互作用から現れる"とかいう説明自体が当たり前すぎるというか、表現がとてもむずかしいんですよね……。それに、リハビリにどんな風に活かすのかが今ひとつわからないんです」

「**前にも言ったけども、物事を理解するためには2つの見方があるのよね。1つは"原因"を探って"結果"との間に因果の関係を想定する見方**。たとえば転倒事故が起きると"その原因は何？"って追求するでしょう。そして原因らしきもの、たとえば"下肢の筋力低下"があるとわかると、筋力低下と転倒との間に"因果関係"があると想定するわよね（還元論）。

この因果関係で世界を理解すると、解決は原因に働きかけることになるの。この場合は"下肢の筋力低下"だから"下肢の筋力強化"が解決法となるよね。

一方でシステム論は、"世の中の複雑な現象は単純な因果関係では説明できない"と考えるのよ。たとえば、転倒にはさまざまな要素が関わっていると考えられるでしょう。その中で1つ重要な要素を決めてしま

おうというのが因果関係の見方だけど、原因ではなくてさまざまな要素が影響し合って生じる"状況や関係性"が重要なんだと考えるのよね。
　つまり"1つの要素だけが原因"と考えると、その1つの要素だけに働きかけることになる。でもたくさんの要素が影響し合って生まれる"状況や関係性"が問題発生に関係しているとなると、その"状況や関係性"を変化させればいいでしょう。だからシステム論を基にしたCAMR(カムル)でも"状況変化を起こしましょう"としているわ。
　たとえば、先の話の転倒事故が起きている状況を調べてみると、"尿意のために夜中や早朝目覚めて、真っ暗闇の中、布団から起き上がる途中や起き上がって歩き始めたときに転倒がよく起こる"ということがわかったとすると……」

　達之介さんはホワイトボードに何かを書き始めました。

転倒が起きたときの状況
①夜や早朝、尿意を感じて目覚める
②トイレに行こうとする
③真っ暗の部屋の中
④布団あるいは床から立ち上がる
⑤起きてすぐには体が硬くなっており動かしにくい
⑥起きてすぐだと覚醒レベルが低い
⑦ここ最近は運動不足で足腰の弱さが見られた

「書き出してみると、このような要素が揃った状況の中で転倒がよく起きていることがわかるよね。1つひとつが原因とは考えないのよ。そうすると、解決法はこれらの状況や関係性を変化させることと考えられる。つまり……」

達之介さんはホワイトボードに書き加えました。

①夜や早朝、尿意を感じて目覚める
　→夜トイレの回数を減らすためのサプリメントなどを飲む
②トイレに行こうとする
　→トイレに行かなくていいように紙おむつにする。あるいはポータブルトイレを利用する
③真っ暗の部屋の中
　→動き始めると部屋の照明器具が自動点灯できるようにセンサースイッチをつける
④布団あるいは床から立ち上がる
　→起立が楽なように、布団をベッドに変える
⑤起きてすぐには体が硬くなっており動かしにくい
　→歩き出しに転倒しないように据え置き型の手すりを置いて、伝って歩き始める
　→歩く前に据え置き型の手すりにつかまって、足踏みを10回してから歩き出す
⑥起きてすぐだと覚醒レベルが低い
　→起きて座ったら枕元に置いた照明の手元スイッチを押し、部屋を明るくしてから動き出す
⑦ここ最近は運動不足で足腰の弱さが見られた
　→全身の運動余力を高める（立位での「実りある繰り返し課題」を行う）

 多要素同時アプローチ～「その場でできること」も積もれば大きな変化となる

「と、CAMR（カムル）で考えるとこうなるよね。システム論を基にしたCAMRでの問題解決はこれらの状況を変化させるわけ。いろい

ろな手段のうち、その時、その場でできる物を同時にやっていけばいいということになるのよ。

"因果関係"の見方では、とりあえず原因を"下肢の筋力低下"としたのでアプローチは"下肢の筋力強化"と限定されるけれども、システム論の見方では"今この場でできる状況変化の方法をドンドン同時に試していけばいい"ことになるの。

これをCAMRでは"多要素同時アプローチ"というのよ。その時その場でできることは同時にいくつもやっていけばいいのよ。

たとえば、患者さんやご家族が"おむつやポータブルトイレは嫌だ"とおっしゃるなら、無理強いはできないわ。照明を点灯するセンサースイッチの設置も"どこで手に入れられるかわからない"という理由で現時点での対応は無理だとするわよ。でも"ベッドと据え置き型の手すりは介護保険ですぐに使えますよ。昼間の訓練はできますので運動余力の改善も行いましょう"などと、同時にいろいろな方法を試して小さな状況変化でも積み重ねようとするのがCAMRの特徴なの。

1つだけ問題解決を試みても、そういう小さな変化は全体の要素の相互作用の中で消耗されてすぐに消えてしまうけれども、同時にたくさん実行すれば変化は大きく、長続きするわよね。1つひとつの状況変化は小さくて一時的でも、それらを寄せ集めると継続的で安定した状況変化になりうるのよね」

素直でまじめな初心者セラピストほど「筋力強化」だけをする理由

恵子「ああ、この話はなんとなくわかります。"多要素同時アプローチ"というのですね。私の中では、なんとなく現場で経験的に実践してきたような感じもします。"筋力が弱そうだから筋トレはするけれども、解決は先になりそう。明日の朝の転倒は防げない。また転倒の状況を聞いて、家の中の環境設定も一緒にしなければダメだ"っていう

感じですね」

「そう、ある程度現場の経験がある人達は経験的に身につけている方法よね。学校では"運動システムは皮膚に囲まれた身体"という前提があるから、検査も筋力と可動域とか、感覚、持久力、痛みなど体だけを評価するものなっちゃう。当然、原因も体だけに探してしまうので、検査の結果で"筋力低下"があると、"原因は筋力低下"と特定されちゃう。そうすると、アプローチも筋力強化に限定されちゃう。こうなると、素直でまじめな初心者セラピストほど"筋力強化"だけしかしなくなっちゃうのよ。

でも実際に現場に出ると、体だけ評価しても解決しないことは多いし、環境も評価しなければならない。それに、体と環境の相互作用から生まれる状況や関係性のようなものに自然に目が行くようになるでしょう？　何度も説明しているけど運動はコンテキストの中で生まれるのよ。システム論の特徴の1つは、体だけではなく、体が活動する環境もすべて"人の運動システム"に含まれると考えることなの。人の運動システムを身体だけに限定しないのよね」

学校で習ったリハビリは「whyのアプローチ」

「学校で習うリハビリは"why"と問うて原因を探し、問題との間に"因果関係"の説明を想定するのよね。そして解決はその原因にアプローチするのよ。たいていは"体"を中心に原因を探すから、評価も体を中心にした評価というわけよ。だからCAMR（カムル）では、これを"whyのアプローチ"と呼ぶのよ。

でも臨床では"whyと問うて、原因がわかってもどうしようもないとき"があると思うのよ。前にもBさんの件でジロちゃんにも説明したけれども（76ページ参照）、たとえば"脳性運動障害"ね。脳性運動障害の原因は"脳の細胞が壊れたこと"だけど、じゃあ壊れた脳細胞を再生

させたり、他の脳細胞で失われた機能を代償させるなんていうリハビリのアプローチは、今のところ効果を上げていないよね。だから、今のところは解決困難な原因よ。

それにAさんの件でもあったけども、痛みの原因となると、正直"不明"と言うしかない場合も多いのよね（23ページ参照）。いろいろな要素が絡み合って生まれている痛みだから、原因は特定できないのよね。

このwhyのアプローチでは原因がわからなかったり、解決困難だったり、たくさんの要素の相互作用から出てくるような問題では効率が悪かったり、解決に至らない場合もたくさんあるのよ。

もちろんこのアプローチが有効なケースはあるのよね。たとえば現場で動き回っていた人が部署異動でデスクワークに移ったとするわ。しばらくすると、腰痛・肩凝りや階段昇降に息切れがみられたとする。原因は"運動量の減少と同一姿勢で長い間過ごすため"よね。運動不足や同一姿勢で過ごすことなら、仕事の合間に体操をいれたりして解決できるでしょう？」

✏ システム論のアプローチは「what & howのアプローチ」

「一方、システム論では問題が生じると、what & how（何が、どんな風に？）と問うて、問題発生の状況や過程を明らかにするのよ。そして、その状況や過程を変化させれば問題が生じなくなるかもと考えるわけ。原因に直接当たるのではなく、問題発生の状況を変化させるのよね。

だから、システム論の考え方では問題解決に原因を必要としないから、"解決困難な原因""原因不明"とかのさまざまな原因が考えられて、どの原因にアプローチしていいか判断がつかなくても、とりあえず原因を切り離して問題解決へ向かうことができるのよ（図11）。

もちろん原因が明確で解決可能なものならそれをすればいいのよ。手

図11　学校で習うアプローチとCAMRの違い

	学校で習うアプローチ （Whyのアプローチ）	CAMR （What & Howのアプローチ）
運動システムとは？	皮膚に囲まれた身体そのもの	課題達成の運動を生み出すための身体と環境とのつながり。課題や状況によってシステムの構成は変わる。
運動システムの状態をどう理解する？	筋力、可動域、体力、感覚、反射などと要素ごとに分けて、その要素毎に数値化、段階化して理解しようとする。	課題達成のためにどのような働き（支持・重心移動・振り出し）が維持、あるいは低下・消失しているかを課題達成の過程から理解しようとする。
問題解決の方法	問題の原因を探り、原因を解決する。	問題発生の状況を探り、発生の状況を変化させる。
	・問題が起きると、「なぜ？」と問うて、原因を探求する。そして結果（問題）との間に因果の関係を想定する。そして原因そのものにアプローチする。 ・根本的解決を目指す。 ・運動システムは身体に限定されるので、問題の原因も身体に求められる。	・問題が起きると、「何が、どのように？」と問うて、どのように問題が起きているかを探求する。いろいろな要素の間にどのような関係が生じているか想定し、その関係を崩すようにアプローチする。 ・より良い状況の変化を目指す。 ・運動システムは身体と環境から構成されるので、身体のみならず環境のさまざまな要素も状況変化の要素として考えられる。
	たとえば最近よく転倒するAさんだと……	
	・筋力や関節可動域の要素毎に調べる。そして悪くなっている要素や部分を見つけて改善する。 →（原因は）全身、特に下肢筋力の低下が発見される。 （アプローチは）特に下肢の筋力改善を行う。	・転倒が発生する状況を調べる。 →（問題の状況は）早朝、暗い寝室で。ベッドから立ち上がり歩き始めなどでよく転倒する。 （アプローチは）「部屋を明るくする」「手すりを設置」「筋力改善を行う」などその場でできそうな問題発生の状況を変化させる方法はできるだけ実施する。
長所	・根本的な解決である。 ・原因が明確で解決可能であれば、無駄なくアプローチできる。	・原因がわからなかったり解決不能だったりしても、悪い状況を変えていくことができる。 ・とりあえずその時その場でできる状況変化から起こしていく。
短所	・原因がわからない、原因が解決不能だとどうしようもなくなる。 ・根本的な解決を目指すので、しばしば遠い目標となり達成困難になる。	・目の前の状況変化のみに囚われてしまうこともある。 ・無駄に手間をかけているかもしれない。

患者さんを根本的に治してあげたい！

患者さんの今の苦しさをなんとかしてあげたい！

っ取り早いからね。特に徒手療法とかは、原因を身体に特定・仮定するからこそ、次に何をするかという作業が明確になって、とても有効なのよね。いろいろ迷ってたら、あんなに効率的に状況変化を起こす方法は見つからなかったのよ。

　まあシステム論のアプローチは新しい考え方ではなく、臨床家が経験的に身につけている方法でもあるということよね。ただ学問的に体系づけられたことがないから、皆経験的にやっているのよ。だからこのアプローチは個々のセラピストの経験やセンスに委ねられてしまうことが多いのよね。そして言葉として伝えられることもない。個人的な経験、財産で終わってしまうの。もったいないでしょう？」

いくら"技術"が高くても、"戦略"がなければ意味がない

「達之介さんはよく、治療"技術"と治療"方略"と言い分けますよね。どう違っているのですか？」

「治療"技術"は患者さんの痛みを改善したり、患者さんと関係を構築したり、身体の状態などを評価したり治療するための技術よ。わたしが普段よく使っている徒手療法のマニュアル・セラピーや上田法は治療技術よね。あと、CAMRでいう"足場作り"も技術に入るわ。

　そうね……。治療技術と治療方略は、武器の"使い方"と"戦略"の関係に似ているわ。たとえばマニュアル・セラピーという"技術"が上手くなるのは、銃の扱い方や命中率が良くなることに似ているわね。でも銃の腕前が良いから、戦場で生き残って勝利を得ることができるかというと、そうはいかないわよね。もちろん銃の腕前が良ければ、いろいろな戦略がとれるし有利だけど、銃の腕前だけで生き残ったり、勝ち抜くことはできないものよ。戦場の地形や敵の武器や戦術を分析して、こちらがどう戦うかという"戦略"が必ず必要になるのよ。

　治療も同じ。いくらマニュアル・セラピーや上田法が上手でも、それ

だけでは一時的な状況変化をちょっと大きくするだけになってしまう。継続的な状況変化を起こすことはできないものよ。痛みだったら、徒手療法で痛みの原因となる筋の硬さを変化させて、その後で姿勢や運動の要素を変化させたり、環境調整を行って、痛みの原因となる「筋の硬さを生み出す状況自体」を変化させることが必要なの。あるいは、セラピストが直接行うのではなく、痛みが起こる状況を患者さん自身でコントロールできるようになる"治療方略"が必要じゃない？

"治療方略"とは、全体の状況を見て、理解して、適当な作戦を立て、それを実施することよ。実際にCAMRでは治療方略を立てるために「状況評価」という技術もあるのよ。（127ページを参照）

良いセラピストは常に手持ちの治療技術を高め、同時に「治療技術をどう有効に利用するか」という治療方略の能力も高めなくてはダメなのよ」

体が硬くなるのは症状か？　解決か？

ここからは大切なシステム論について、少し詳しく説明します。専門用語が増えるので、ちょっと読んでみて難しいと感じたならば、まずは飛ばしてください。そしていつか、読み返してくれるとうれしいです。

「先ほどから話を聞いていて気がついたんですけれども、達之介さんの考え方だと、脳性運動障害後に体を硬くするのは"運動システムが動き出すために取った解決法"ですよね。僕たちは学校の授業では、体が硬くなるのは脳性運動障害後の症状の1つだと習ったんですけども……」

「そうね、私も学生時代はそう習ったわ。神経生理学者のジャクソンの"陰性徴候と陽性徴候"よね。陰性徴候は健常者に見られるのに脳性運動障害者には見られなくなった運動システムの活動で、普

通、健常者に見られる素早く力強い筋活動や立ち直り、平衡反応が見られなくなることよね。

　一方で陽性徴候は健常者では見られない運動システムの活動で、原始反射や緊張性反射などの持続や出現、伸張反射の亢進、そして過緊張の出現などを指すよね。ジャクソンによると、脳卒中後にはこの2つの症状が出るのよね。でも"システム論"という考え方では、陽性徴候は症状ではなく、課題達成のための解決法なのよね？」

　「システム論？　それは真実、あるいは科学的な根拠があるんですか？」

　「あら、またジロちゃん得意の"科学的根拠"が出たわね？　それが"真実"かどうかという問いは難しいのよ。これはもっと大きな考え方の枠組みの話なの。

　基本的にわたしの考えは、"理論"というのは物事やさまざまな現象を説明するための道具だということ。理解し、説明するための道具よ。そして道具には"正しい"も"間違い"もないでしょう？　道具なら用途によって使い分けるのが普通じゃない？　たとえばスープを飲むのはスプーン、うどんを食べるなら箸、ステーキならフォークとナイフ、というのは食べ物と食べ方（方法）との相性がいいでしょう。

　私たちの仕事も一緒でしょ。徒手療法などは因果関係の見方が便利でしょ？　やったあとで"効いたか、効かないか"がすぐわかるしね。作業がとても進めやすくなる。一方で原因がはっきりしなかったり、解決不能だったりしたら、システム論の見方が解決には便利な道具なの。

　システム論も因果関係の見方（還元論という）も、世界を見るときの視点や理解の仕方が違う道具なの。だから道具を用途によって使い分けるように、どちらの理論も状況によって使い分けるようにしておいた方が便利じゃないかしら。どちらの理論にも、長所と短所があるからね。問題によって2つの理論を上手く使い分けると良いと思うの。だから"正しい""間違い"という見方では見ない方がいいわよ。

そしてシステム論で見る"人の運動システム"は、常に何かの課題、たとえば"食べ物を探したり、食べたり"を達成するシステム——言い換えれば、"問題が起きてもその問題を自律的に解決して、本来の達成すべき課題を達成しようとするシステム"なのよ。だから、患者さんが障害をもっていたとしても、問題を自律的に解決することが"人の運動システム"の根本的な性質だから、人が生きている限りは問題を解決し、課題を達成しようとする"と考えるのよね。
　システム論に立つと、病後に弛緩状態から体が硬くなるのを"まさしく動くために体を硬くしている"と見えてしまうわけ」

「じゃあ、"人の運動システム"をどう見るかという立場が違うので、どちらがいいとか真実とかということではないということですか？　なんだか、頭がこんがらがってきました」

「まあ、こんな風には考えられるんじゃない？　——体を硬くすることが症状だと考えると、それを改善するためには、原因である脳細胞を治すしかないじゃない。だって、脳性運動障害の原因は脳細胞が壊れたことでしょ。だったら症状の解決は脳細胞を再生するか、他の脳細胞で失われた機能を代償するしかありえないの。

　この考え方によるアプローチは、日本では約50年前から行われているけど、それで麻痺が治ったなんて話は聞いていないでしょう？　今のところ、それはむしろ解決困難な原因なんじゃない？　もちろん研究者はこの可能性を捨てるべきでないし、解決されれば、とても喜ばしいと思うよ。

　でも私たち臨床家は、目の前にすぐにでも問題を解決して欲しいと思っている患者さんがいるのよ。解決困難とわかっていてこれまでに実績の無い方法をとるわけにはいかないでしょう？

　でも"体が硬くなるのは症状ではなく、人の運動システムがとった解決策"と考えると、その解決策を変更させることはその時、その場で可能になるわよね。障害があることを前提に、いろいろと解決策をひねる

ことができるから。だからわたしは、この場合はシステム論の考え方の方が便利だと思うのよ。」

「うーん、ある意味、"根本的な解決を捨てて、現状の改善を求める"ということですか？」

「うーん、極端に言うとそうなるわね。でも、いくら根本的解決が素晴らしいと言ったところでも、解決困難ならばそれは理想論に過ぎないでしょ？　目の前に困った方がいるのに根本的な解決を目指して、いつ達成するか見当もつかない夢を追いかけるわけにもいかないのよね……」

「それはそうですね。"絵に描いた餅"でお腹を膨らますわけにはいきませんものね」

「何、それ！　"絵に描いた餅"って、ジロちゃんたらそんな古くさいこと言うんだ！」

「……」

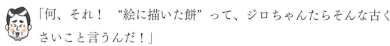 脳卒中だけでなく、失語症やパーキンソン症候群など他の疾患でも活用できる！

「とにかく、見かけは運動障害に犯されているだけのように見える人でも、運動システムは常にできる限りの解決策を図っているの。人の運動システムはいつでも問題解決を試みているのよ！」

「見えているものは原因となる症状だけではないということですね。症状とそれに対する問題解決の混じり合った状態を見ていると……ということは、失調症やパーキンソン症候群で見られる症状というのも？」

「あら、あんたはホントに飲み込みが早いわね！　そういうことよ。失調症で見られる両脚を広げる立ち方も、四肢体幹の低緊張によって重心を上手く狭い範囲にコントロールできないからでしょ

う。だから"基底面を広くして、重心が基底面から飛び出さないようにする"スキルじゃない。

　パーキンソン症候群では、わたしの想像だけど基底面内から重心を移動できなくなっているんじゃないかしら。だから突進現象と呼ばれるものも動きにくい体で前進するためのスキルじゃないかしら」

「ああ、なるほど……。その視点で見ると、脳卒中だけでなく、他のさまざまな障害像もアプローチもこれまでとは違ってくるかもしれませんね」

「そうね。たとえば失調症では、バランスを基底面内に保ちながら歩行するための環境リソースとスキルが必要ということよね。パーキンソン症候群では、ころげないで重心移動を上手く起こすための環境リソースとスキルが必要ということかしらね」

「はい！　面白いですね。システム論って、これまで学校で習ったアプローチとは違った発想のアプローチが生み出されるんですね！」

「そういうこと。また勉強会でいろいろ考えてみましょう！」

「はいっ！」

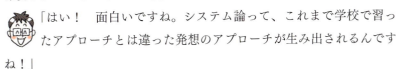

✏ Bさんに「新しい体の使い方」を憶えてもらう

「さっきの続きを進めましょう。"人の運動システム"の解決策にのっとって、Bさんは"外骨格系スキルと不使用スキルばかり使っていて、硬くなりすぎた状態"だったわけでしょう？　硬くなって運動範囲も重心の移動範囲も小さくなって、患側下肢への重心移動も小さくて、最小限しか使わなくなっていた。

　そこで上田法を利用して柔軟性を改善し、患側下肢の支持性を見つけ

て、ドンドン使うような課題をBさんに実行してもらった。それで患側下肢を使うようになるし、重心の移動範囲や下肢の運動範囲も大きくなって、状況は変化したのよ。外骨格系スキルや不使用スキルも、次第に"必要最小限のもの"だけが残ったのよね。

　元々、外骨格系スキルや不使用スキルの2つのスキルを強めることが"Bさんの運動システム"のとった解決策だったけど、訓練によってこの2つのスキルをあえて弱めて、Bさんに"隠れた運動余力"を発見してもらい、それを使って"新しい体の使い方"を憶えてもらうという新しい解決策に移行してもらったわけよ」

「ああ、"症状"とすると治療は困難だけれども、"その人がとった解決策"だったから変更可能なんですね。確かにこう考えると、僕たちのやることはまだまだありそうな気がします！」

「そうよ、もっともっと可能性を見つけてね、ジロちゃん！」

コラム：上田法という徒手療法

　上田法は日本生まれの徒手療法で、脳性運動障害後の過緊張を持続的に落として柔軟性を改善する技術です。愛知県の第二青い鳥学園の園長で整形外科医だった上田正 先生が最初に開発し、その後も後継者達によって改善され続けています。

　徒手療法大国のドイツでもドイツ人のインストラクターが生まれて、定期的に講習会が開催されています。また韓国でも、定期的に講習会が開催され、国際的にも評価されつつあります。

　上田法はやさしい技術なので、患者さんのご家族や他職種の方にも指導されており、リハビリのセラピスト以外に看護師、介護士、相談員、特別支援学校の教師などにも広がっています。

　上田法には、部位ごとの硬さを落とすために頸部法、体幹法、肩甲帯法、骨盤帯法、上肢法、下肢法などがあります。

　詳しい説明や講習会の案内は上田法治療研究会のウェブサイトを参照してください。
　(http://square.umin.ac.jp/ueda-method/)

第5話 実りある繰り返し課題はこう活かす
── 達之介のリハビリ勉強会③

勉強会は続きます。

疾患（障害）が異なっても同じ「実りある繰り返し課題」が原則

次郎「1つ気になったのは、Aさんと同じように、Bさんでも同じ"実りある繰り返し課題"を行うことです。Aさんの場合には板跨ぎをやりませんでしたけども、なぜですか？」

達之介「板跨ぎは片脚で強く踏みしめながら重心移動する運動課題で、Aさんで試したら、膝の痛みが出るからしなかったよ。痛みのある患者さんには、痛みのない運動課題実施が原則だからね」

「なるほど。でもその同じ訓練法を、脳性運動障害でも整形疾患でも使うにはちょっと違和感があるんです。学校では"脳性運動障害と整形では原因も障害も違うのだから、違うアプローチを使う"と習いましたけれども……」

「うん、脳性運動障害に限らず、整形疾患やパーキンソン病、廃用症候群でも、いつもあの"実りある繰り返し課題"を使うよ。障害の種類や原因は異なっているかもしれないけれど、基本になっているのは同じ"人の運動システム"だからね」

「それはそうかもしれませんが……。同じ人の運動システムだけど、原因が違うからアプローチも違うというのがこれまでなんとなく前提にあったので……」

「そう、今まで学校で習ったアプローチは"原因を見つけて、その原因を解決しよう"とするからね。"原因が異なれば、アプロ

ーチも異なるはず"と考えるのよ。

　でもシステム論では、原因を切り離して"問題発生の過程"を理解するのよ。運動システムの働き自体は、実はどの障害でも一緒よ」

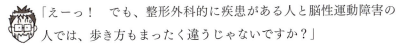「えーっ！　でも、整形外科的に疾患がある人と脳性運動障害の人では、歩き方もまったく違うじゃないですか？」

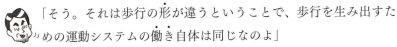「そう。それは歩行の形が違うということで、歩行を生み出すための運動システムの働き自体は同じなのよ」

（？？？）

🖉 運動システムの3つの働きを理解しよう～重心移動、支持、振り出し

「運動システムの生み出す働き自体は誰もが一緒よ。たとえば歩く時は、支える脚の方に"重心移動"する、重心を移動した脚で"支持"する。支えない方の脚を"振り出す"。この3つの働きを繰り返すでしょう？

　どの障害でも歩くパフォーマンスを改善するなら、"この3つの機能をどう強めるか、どう改善するか"は同じで良いんじゃない？　Aさんでは痛みのために、Bさんでは麻痺のために患側下肢の"支持の働き"が弱くなった。だから、Aさんの場合には痛みを改善して支持性を良くしようとしたし、Bさんの場合には隠れた支持性を一緒に見つけて、それを使うように学習したということになるよね？」

「ああ、そう言われるとたしかに……。実りある繰り返し課題は、Aさんの場合には"痛みのない運動経験と運動余力改善"のために、Bさんの場合には"隠れた支持性を使う経験"のために使われたということですね」

「そうそう、いいわよ。あなた、スジが良いわ！」

「えへへ、そうですか？」（達之介さんも飽きずにほめるけど、僕も飽きずにうれしい）

「実りある繰り返し課題を1つずつ見ると、足踏みは"左右交互に重心移動しながら、重心移動した脚で支持し、反対脚は振り出す"という、歩行に必要な3つの働きを連続して繰り返しているのよね。最初に両手で平行棒につかまって行うと、全身で3つの働きを生み出しているけれども、やがて両手を離して行うと、脚を中心にこの3つの働きを生み出すようになるでしょう。

だいたい手指の運動を除くと、どの運動もほとんどこの3つの働きで説明できるんだけれどもね。運動の分析も、この3つの働きを中心に行うと、とてもシンプルになるわよ」

「なるほど。学生時代に"運動分析は股関節が外転○度・外旋△度・屈曲□度"なんていっていましたけど、それだと見た目の関節の動きの形を追っているだけで、どんな機能が十分か不十分かなんてわかりませんでした。だから、健常者と比べて形の違いくらいしか頭に思い浮かびませんでした」

「そうよね。従来のリハビリでは"運動は姿勢の変化"ととらえる考え方が底にあるのよね（170ページ文献7）。これは運動科学が映画技術の発達に伴って進化したからって言われているわ。運動を映画のフィルムで撮影すると、運動は1コマずつのフィルムに姿勢の変化として記録されるでしょう。だから従来の見方で片麻痺の方と頚部骨折の方の歩行を比べると、"形の違い"がクローズアップされちゃう。従来の運動科学は、自然に姿勢や関節角度の経時的変化に焦点を当てているからよ。

でもシステム論では形ではなくて、システムの働きに焦点を当てているの。システム論ではそれぞれ形は違っていても、3つの働きは同じように見られるわけ。だから3つの働きを改善することは、どの疾患や障害でも"同じ"と考えるわけよ。そうそう、形と働きに関しては面白い

話があるのよ」

運動学習で身につけたスキルを他の課題に活かす

「テニスと卓球の素振りって、運動の形が似てるでしょう？ だからこの２つの競技の間では、学習の転移、つまりある競技で身につけた技術が他の競技でも応用できると考えられそうじゃない？ つまり、"テニスが上手だと卓球も上手にできるに違いない。テニスで身につけた技術が卓球でも役に立つ"ってね」

「はい、見た目の形が似ているからですよね。でもそれは間違いで、卓球が上手くてもテニスはまったく上手くいかないですよね。同じようにテニスが上手くても、卓球は上手くいきません。テニスの素振りと卓球の素振りとは、まるっきり違う体の使い方と習いました」

「そう。形は似ていても、体の使い方はまったく違うということ。ところが形は似ていないスポーツ同士では、使われるスキルが転移する場合があるのよね。たとえばアイス・スケートのスピード競技と、自転車競技がそうなの」

「たしかに形はまったく似ていませんね。そういえば、日本でも橋本聖子さんでしたっけ？ 冬季オリンピックではスピードスケート、夏のオリンピックでは自転車競技に出ていましたよね」

「そう。両者とも形は似ていないけれども、使われる働きが実は似ているのよ。どちらも"道具に乗って、狭い基底面内でバランスを保ちながら、両脚に交互に重心移動して、重心移動した方の下肢を強く踏みしめて振り出す"ので、よく似ているのよ。

つまり運動学習において似た形は転移しないけれども、似た働きは転移するということなの。単に形を似せたような体の使い方は転移しないけれども、"重心を移動し""支持し""振り出す"ような働きの運動ス

キルは転移するのよ。

　"歩く"というパフォーマンスを改善するならば、"立位姿勢を保持しながら左右の下肢へ重心移動しつつ、対側の振り出した下肢に再び重心移動して支持する"ような3つの働きの組み合わせの運動課題をすると有効ということね。つまりそれが立位の"実りある繰り返し課題"の一部として集められているの。その課題で得られたスキルは、他の同じような機能を必要とする運動では応用して使うことができるのよ」

・形が似ていても
スキル転移 ✗

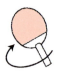

・働きは似ているので
スキル転移 ○

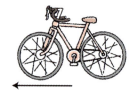

「なるほど、すっきりしました！　運動分析も3つの働きでみると簡単ですね。AさんもBさんも状態はまったく違って原因も違っていたけど、結局は患側下肢の支持の働きが弱ってた。それに伴って患側下肢への重心移動が小さくなり、結果的に"健側の振り出しの働き"も悪くなっていたということですね」

「ご名答！　もちろん支持性を作っていく過程は障害によって異なるけれども、支持性を作っていく運動課題は同じでもかまわないのよ。だって立って歩くなら、その働きを強めるにはその状況の中でそれをやっていくしかないわけだから」

「それで訓練もずっとシンプルになりますね。支持の働きが弱いから支持の働きを強めるために、重心移動や振り出しの働きも改善する。たとえば、足踏みの時に振り出す足を高く上げるようにする

と、対側の脚はより支持する時間が長くなるから、対側下肢の支持の働きを強めるなどと考えることもできますね」

「うん、そんなところよ！　あんたは天才！」

「いやー。えへへ……」

「あなたはわかりやすいわね！　まあいろいろな障害があって、"歩く" という形はドンドン変わってしまうけれど、働きからみれば、"歩く" とは立位での "支持・重心移動・振り出し" という3つの働きの組み合わせだから、この3つの働きとその組み合わせの運動課題をやっておけば、立位でのいろいろな動作にも応用可能ということ。だからどの障害であろうと、"実りある繰り返し課題" は有効なのよ」

第6話 学んだ技術と考え方を現場で実践する
──偽解決を学ぶ

　早いもので、達之介さんが来てもう8カ月が経ちます。この間に、僕は上田法のベーシック・コースとフィードバック・コースを受けてきました。でも達之介さんといると、まだまだ学ぶことばかりだと痛感します。

📋 Cさんの基本情報

　Cさんは70歳代の脳出血後遺症の左片麻痺の女性です。6年前に左片麻痺を発症しました。当初は病院でリハビリを受け、退院後は家の中を短下肢装具と手すりを使って歩いていました。また週3回はデイケアに通いながら、訓練では四点杖で歩いていました。しかし、徐々に身体が硬くなって歩くのが難しくなっていたとのこと。それでもここ数年、手すりやテーブルを伝って、何とか1人で家の中を歩いていました。

　ところが半年前に、病気で4週間寝込んだのをきっかけに手すりにすがっても歩けなくなってしまいました。なぜなら急激に全身が硬くなり、立って手すりにつかまった状態から、健側下肢と患側下肢との双方を振り出せなくなってしまったそうです。

　そこで半年前から、Cさんは家屋内でも車椅子を利用しています。車椅子からベッドやトイレなどへの移乗は、Cさんの夫が後ろから抱え、持ち上げて行っているそうです。Cさんの夫は「妻をマネキン人形みたいに持ち運んでいる」状態です。

　Cさんは認知症ではなく、言葉もはっきりとしており、「どうしてこんなに動けんようなったんか？」「最近は（過緊張のため）体が痛うてしんどい、苦しい」と口にしています。

このたびは夫が体調を崩して入院しました。夫が退院して体力が戻るまでの約1カ月間、Cさんは金原園のリハビリ・ドックを利用されることになりました。ケア・マネジャーの要望は「1カ月で何とか夫が楽に介助して生活できるようにして欲しい」とのこと。Cさんと夫は「これからも一緒に自宅での生活を続けたい」と希望しています。

前の施設からのリハビリ報告書

　Cさんが通っていたデイケアのセラピストからの報告もあります。最初デイケアに通い始めた頃は、短下肢装具に四点杖で歩いていました。しかし徐々に歩くのが難しくなり、2年前からは平行棒を利用して歩いたり、見守りと介助で四点杖歩行を行っていたそうですが、体の硬さのためにかなり難しくなっていたそうです。

　そして半年前、4週間入院するためにデイケアを休み、その後にデイケアを再開したときにはすでに体が非常に硬くなって歩けなくなっていたそうです。起立については、介助すると立ち上がることができ、何にもつかまらなくても立っていることはできるのですが、その状態はまるで銅像のようで、手すりを持ってもまったく歩くことができないとのことです。さらに体が硬くなって、最近では体が痛むそうです。介助して抱きかかえたりするときも痛みがあるようです。ストレッチやリラクゼーション・テクニックなどもまったく効果がなく、お手上げ状態でこの半年を過ごしました。

　今回は初回から僕が「探索」をします。「探索」とは「患者さんに何ができるか、できないか」を探っていくものです。従来の動作の評価に似ていますが、焦点を当てるところが違います。

　Cさんを探索する前に、半年前、達之介さんがAさんをリハビリ評価した際のことを復習してみました。

探索は患者さんとセラピストが「評価」と「目標」を共有すること

「従来のリハビリの評価はセラピストがするものでしょう？ 患者さんは評価の対象であり、セラピストが指示し、記録し、分析して、セラピストが"フムフム"と納得するよね。

でもCAMR（カムル）では、患者さんはみずから課題を達成しようとするし、問題があれば自律的に問題を解決しようとする存在なの。人は"自律的な課題達成者であり、問題解決者"ということは、患者さん自身が自分の運動能力の可能性や課題実施能力の"状態"や"問題点"を理解する必要があるのよ。評価の段階から、患者さんとセラピストが"評価"と"目標"を共有するのね。

そうなると、従来の評価のように専門の用語や知識は使えないの。そこでね、患者さんにもわかるように、ある動作が"できる"とか"できない"とか、あるいは"できそう"とか"できそうにないな"という視点から見ていくわけ。そしてそれを基に目標を設定したりするの。それが探索よ。

そのためにはまず、セラピストがその患者さんの様子をみて、"これくらいならできそう"という運動課題を提案するのね。Aさんの場合は、運動課題は"立位で痛みのない支持と重心移動の課題"などになるよね。もちろん痛みでできないなら、両手で手すりを持ってもらったり、セラピストが不安を軽減するために背中に手を当てたりして、声をかけることが大事なの。Aさんが運動をできるようになれば、片手にしたり、手すりを杖に変更するのね。常に"少し頑張ればできそうな目標"を患者さんと相談しながら設定していくのね。

それにAさんは、最初は何かで支えないと痛くて歩けなかった。でも歩行器では、軽い痛みを感じるだけで歩けたでしょう。最初の探索で"両手で支えれば痛みがかなり楽になること"はわかっているのだから、運動余力などが改善すれば"痛みに関する状況が変化すれば何とかな

る"と思って、Aさんの目標は"痛みをあまり気にせずに壁や家具を両手で持って歩けるようになる"となったのよね。患者さんにとっては、とてもわかりやすく意味のある目標だし、訓練の効果と価値をよく理解できる目標でしょう？ 探索で見つける運動課題は、そんな具合に患者さんのしばらくの目標になったりもするのよ」

最初から動作を「できる」「できない」という視点で見よう

「"できる動作"と"できない動作"を探して、"患者さんやセラピストがちょっと頑張ればできそうな動作"を探していくと、それがとりあえずの目標になるかもしれないということですか？」

「そうそう。いいわよ、ジロちゃん。従来の評価のように"筋力"とか"可動域"で言われても、患者さんにとっては自分の実際の生活動作にどう影響するかはわかりにくいじゃない？ でも最初から動作を"できる""できない"という視点でコミュニケーションをとると、セラピストと患者さんとで目標が共有できるよね。だから探索は、"その時、その場でできる動作"をセラピストと患者さんが協力して探してくのよね。

学校で習ったやり方では、原因を探すために"各要素"を細かく分けて調べていくでしょう？ でもシステム論では、各要素間の相互作用の結果としての"働きや動作"をみるの。"働きや動作"は各要素間の相互作用の"関係性"に影響を受けている結果だから、もし"関係性"に問題があるならば、原因ではなく"関係性"を変化させるのがCAMRのアプローチだからね」

Cさんの初日訓練〜声に出して「できる」「できない」を共有しよう

いよいよ、僕がCさんを担当する日になりました。僕はCさんに挨拶

をしたあとに「探索」を始めました。達之介さんは、離れてこちらをずっと見ています。本当にやりにくい……。

　まず、Cさんには何にもつかまらずに起立をしてもらいます。Cさんは体が硬くなっていて、自分では重心移動ができないために何度か起立を試みますが、立つことができません。そこで僕が軽く前方への重心移動を手伝うと、起立できました。何にもつかまらずに、立位保持しています。患側上肢は屈曲し、両足は肩幅くらいに開いています（図1）。

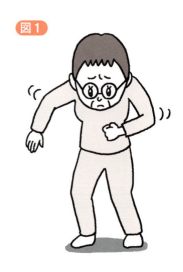

図1

　続いてCさんにつま先立ちや、膝の軽い屈伸運動を実行してもらおうとしましたが、上半身が少し動くだけで、両足は床に貼り付いたようになって、腰から下はほとんど動きませんでした。体が硬いために可動域が小さく、重心移動ができないと思われました。そこで僕がパイプ椅子を持ってきて、Cさんに背もたれを健側上肢で持ってもらうと、健側上肢を使ってほんのわずかに健側に重心移動ができるようになり、患足の踵が浮きました。しかし、そこからCさんは動かなくなってしまいました。そこで、僕が手でCさんの骨盤を持ち、もう少し健側へ、そして患側へと重心移動を介助しますが、重心移動を介助しても、どちらの足に

も振り出しは見られませんでした。

　僕はいちいちそれを口にして、Cさんに話しかけます。「できること」「できないこと」をCさんと共有するためです。 達之介さんの経験によると、患者さんの感じている「できる、できない」の境界は意外にあやふやとのことです。なぜならば、患者さんが最初にできず、セラピストが工夫してできるようになっても、患者さん自身がその変化に気づかないことがあるそうです。達之介さんの意見は、「元々できそうなこと」なので気づかれにくい、あるいは課題達成に集中しているのでセラピストの作り出した状況変化に気づかないのではないか、というものでした。

　そのため探索をする時には、最初のうちはお互いに「できること」「できないこと」を確認しながら進んだ方がいいそうです。「探索」について、達之介さんはいろいろ話しかけていたのですが、当時の僕にとってはそれほど重要なこととは思えなかったのですが、いざ自分が患者さんを担当することになって、その重要さに気づきました……。

思うように体が動いてくれない……

　Cさんが歩くためには、「片脚に重心を移動させ、非荷重側の下肢を前方に振り出す」介助を左右交互に行う必要があります。Cさんとタイミングを合わせながら行うのには時間がかかりますし、お互いに結構な重労働になります。僕とCさんは時間をかけて3歩試しましたが、上手くいかなくてやめてしまいました。

　そのため、Cさんの夫は面倒になって、後ろからCさんを抱きかかえて「よいしょ」と運ぶのでしょう。たしかにその方が楽かもしれません。そこでCさんに許可を得て、後ろからCさんを抱きかかえて移動を介助してみました。硬いマネキン人形を運ぶような感じですが、1メー

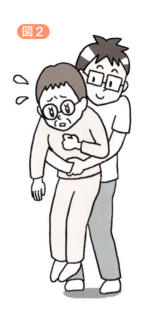

図2

トルくらいの移動ならば、小柄なCさんはこちらの方が楽だし、手っ取り早いのです（図2）。

Cさんは元々歩いていた方なので、体幹や股関節周囲の柔軟性などが改善して、重心移動や運動範囲が広がればなんとかなるかもしれません。

「さあ、どうしよう？　ここはやはり上田法を……」

ちらっと達之介さんを見ると、平行棒の方を指さしています。それを見て僕は「ああ、しっかりした固定物を利用した重心移動と振り出しの能力を見なさいということだな」と気づきました。

そこでCさんに車椅子で平行棒まで移動してもらい、平行棒に健側上肢でつかまってもらいます。Cさんは起立するために平行棒をつかんで引っ張り、軽い介助で立ちました。しかしCさんは立ったまま、健側上

肢で引っ張ったり押したりしながら重心移動をしますが、やはり両下肢の振り出しが1回ずつわずかに出ただけで動けなくなってしまいました。

> **徒手療法はこう活かせ！**

そこでCさんにプラットフォームに移ってもらい、上田法の体幹法を行います。体幹法を実施後にCさんに座ってもらうと、患側上肢が緩んでいるのがわかります。僕は上手くいくたびに自信がついてきて、それでますます徒手の技術が上手になるような気がします。

ここでCさんに立ってもらいます。

Cさん
「体が軽くなった！　それに今、起きるときも痛くなかったよ！」

何もつかまない立位姿勢ではあまり変わりませんが、Cさんがパイプ椅子の背を持つと、健側上肢を利用して、上半身に左右への移動が大きく見られます。体幹法の実施前の銅像のような状態とは違います。しかし両足ともまったく振り出せません。体幹法の実施前は患側の踵が浮き上がりましたが、今はまったく動きません。上半身の左右への動きが大きくなって、運動範囲が大きくなっているのにもかかわらずです。

おそらく体幹法実施前には、健側上肢を使った重心移動によって、硬くなった体を通して患側下肢を引っ張っていたのだと思います。上半身の動きが、硬い体を通して下半身に伝わったわけです。今は体が柔らかくなったので、上半身の動きは体幹の柔軟性で吸収され、患側下肢に伝わらないために踵も浮かないのだと思われました。

次に健側上肢と骨盤を持って、重心移動を介助します。健側下肢は上手く振り出せましたが、患側下肢は相変わらず動かないままです。

第6話　学んだ技術と考え方を現場で実践する

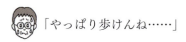「やっぱり歩けんね……」

　達之介さんが近づいてきて、「もう1つ試してみましょう」とCさんに言いました。僕は「骨盤帯法のことだな」と思いました。骨盤帯法は、金原園では達之介さんしかできません。達之介さんが挨拶して、骨盤帯法を実施します。

　達之介さんが骨盤帯法を実施している間に、Cさんの股関節の可動域が広がっているのが目に見えてわかります。そして終わったあとに、Cさんに立って動いてもらいます。見た目にはそれほど変わりなく、「やはりダメ」かと思いました。それでも達之介さんはCさんの健側上肢を持って、左右への重心移動の介助を続けます。しかしCさんは動けませんので、いったん座ってもらいました。

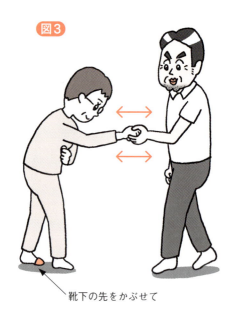

図3

靴下の先をかぶせて

　達之介さんはポケットから黄色い布を取り出しました。これは靴下の

先を切ったもので、達之介さんはいつもポケットに入れています。達之介さんは黄色い布を患側の靴のつま先部分に取り付けました。つま先から母趾球の辺りまですっぽりかぶせてあります。この状態で立ち上がってもらいます。

　達之介さんがCさんの健側上肢を持って、左右への重心移動をしばらくしていると、Cさんの患側下肢は小さく前に滑り出します。そうすると、健側下肢は小さいけども、しっかりと振り出されます。1歩、2歩、3歩……と、十数歩で約1.5メートルを片手引きで歩き（図3）、そこで動かなくなりました。

「あら、Cさん、歩けましたね！」

「歩けたよ！」

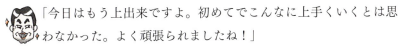

「今日はもう上出来ですよ。初めてでこんなに上手くいくとは思わなかった。よく頑張られましたね！」

　と、達之介さんはコンプリメントをいれます。達之介さんもやや興奮気味です。もしかしたら、達之介さんも内心では「ダメかな……」と思っていたのかもしれません。

課題設定の勘どころ〜実りある繰り返し課題

　達之介さんが僕の方を向いて「繰り返し課題と体幹のストレッチを……」と指示し、僕とバトンタッチします。
　僕は「実りある繰り返し課題」からつま先立ちを指示しますが、予想どおりまったく動きが出ません。そこで「回数を数えるたびに、つま先に力を入れるようにしましょう」と課題を変化させて指示します。僕は

回数を数えながら骨盤を前方に押して、重心移動を介助しながら30回行います。「できない課題は何とかできるように工夫する」「あるいは課題自体をできるように変化させる」ことを教わっているからです。

それから両膝の軽い屈伸運動を指示します。両方の膝が軽く屈伸しています。先ほどまでは見られなかったのですが、上田法後にはできるようになっています。30回実施でコンプリメント。上田法の良いところは、実施したあとしばらくは、努力性の運動をしてもすぐに硬くならないことです。だからその間に、さまざまな試みができるのです。

ブリッジ

その後、Cさんに座位での体幹の回旋のストレッチをしながら話をします。

次郎
「いやー、よく歩けましたね！」

「久しぶりに歩けたよ。ここしばらくは、主人に抱えられるばっかりで、全然歩かせてもらえんかった。でもまた歩けそうじゃ」

Cさんは汗びっしょりで、疲れも相当なものだと思われました。

「上田法はどんな感じでしたか？」

「楽になったよ。嘘みたいに軽くなった。痛いのもなくなったけん。あとよくわからんけど、体が軽くなってフワフワしたような」

「少し手伝うだけで歩けるようになられましたね」

「はい、久しぶりに歩いたよ。あの年配の先生に手伝ってもらって歩いたよ」

(ふふふ、達之介さんは"年配の"というところに反応している……)

「半年前に病気で寝込んだあとに、まったく脚が動かなくなったんよ。夫に引っ張られると怖くて、ますます動けんようになったんよ。何か身体が凄く硬くなって、最近では首から背中から腰にかけて痛うて痛うて……。主人にゃ申し訳ないが、主人が私を抱えて振りますから、余計に身体が硬うなって痛うなるんよ。主人にゃ申し訳ないんじゃが……」

話を続けながら、ブリッジ（52ページを参照）に入ります。ブリッジとは、実際に「経験した運動」と「原因、解決方法、達成目標の説明」を結びつけることで、患者さんに納得してもらうことです。

「これから毎日、先ほどの上田法というのを行います。これで体が柔らかくなっていきます。それからあの年配の先生のように、僕が手伝って歩く練習をしますね。それを1日2回行います。だんだん上手に歩けるようになると思いますよ。ただ、今回は1カ月間しかないので、1人で歩けるところまでいくかどうかはわかりません」

「お願いします。また1人で歩きたい……」

Cさんは僕に続いて、達之介さんにも頭を下げます。僕も達之介さんも「よろしく」と言って、お辞儀して最初のセッションを終了しました。

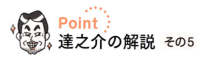
達之介の解説 その5

「靴下」で滑りを良くできる〜身近な物でも工夫できる！

「こら、ジロジロッ！ 年配のって何よ！ 一言余計なのよね！」

「すいません……。そういえば、靴下を靴の上からかぶせて、患側下肢が滑り出すようになりましたね」

「うん、重心移動介助をしてわかったのは、上田法で柔軟性が広がっても、まだＣさん自身で動かせる重心移動の範囲が小さいことなのよね。健側下肢への重心移動が不十分だから、患側下肢も床からあまり離れず、床と靴底の摩擦が大きくて動かすことができなかったの。だから靴下をかぶせて摩擦を小さくし、わずかの力でも滑り出すようにしたのよ。健側の方は患側が前に出ると割としっかり振り出せていたよね」

「靴下を履かせることで滑りやすくなって、転倒の危険性も増えるのでは？」

「そうよ、そこは気をつけないとね。まあＣさんは、実際には健側下肢の振り出しも小さいから、重心がほぼ真上に乗るからね。つまり基底面内から重心が飛び出さないから、あまり滑ることはないと思うけれどもね。それでも、注意して見ていたわよ」

問題発生図で"強くなり過ぎた"外骨格系スキルを考える

「それにしても、Ｃさんの外骨格系スキルはとても強いですね。Ｃさんをリハビリしながら思ったのですが、きっと"早期"にはこの外骨格系スキルを利用して歩いていたんだと思います。でもそのう

ちに"外骨格系スキルが強くなりすぎて、逆に歩けなくなってしまった"のではないかと思います」

「そうね、いいわよ。もう少し全体像を見てみましょうか？ 問題発生図を作ってごらんなさい」

「はい！」

　僕は紙とペンを用意しました。「問題発生図」も達之介さんから習った技術の1つです。達之介さんによると、CAMR（カムル）では、探索以外に「状況評価」と呼ばれる評価技術があります。「状況評価」は問題発生の状況を理解するための評価で、問題発生図によって視覚化して、問題の解決手段を考えるための方法です。達之介さんはAさんやBさんのリハビリのときも活用していました。

　僕はCさんの問題発生図を紙に書いていきます（図4）。

「Bさんと同じように、Cさんも障害直後に外骨格系スキルを利用して歩くようになりました。でも徐々に、体を硬くする収縮（外骨格系スキル）だけが繰り返し強められてきたんだと思います。だから硬くなりすぎて動きが悪くなっていた。そして、半年前に病気で4週間寝込んだのが決定的になった」

「では犯人は？」

「強くなりすぎた外骨格系スキルです！」

「それはどうかな？ いつもわたしが説明していることを忘れているんじゃない？」

第6話　学んだ技術と考え方を現場で実践する

図4 僕（次郎）の問題発生図

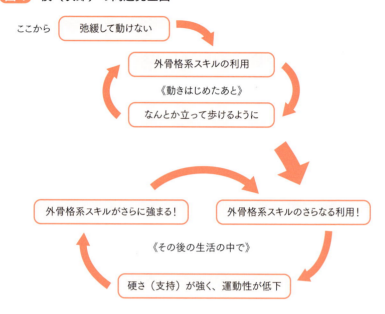

「え、違うんですか？」

「問題発生図を作るときに、もう1つ入れた方がいい要素があるのよ。これはまあ、もっと経験がないとわからないかもしれないけれども……。それは、"**身体の活動量**"よ！」

そう言いながら、達之介さんは僕が描いた図とは別に、図5 のような問題発生図を書きました。「身体の活動量の低下」という言葉が加わっています。

「わたし以外の臨床家もよく話題にしているんだけど、**発症直後の入院中はリハビリを受けているから、身体の活動量が維持されていて体の動きも良いけれども、リハビリをやめて動かなくなるにつれ**

図5 達之介さんの問題発生図

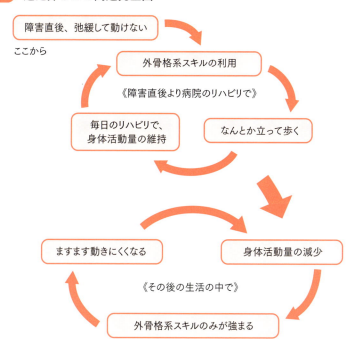

て、体は硬くなる傾向があるのよね」

「つまり、**単に外骨格系スキルが自動的に強まっているというよりは、家に帰って体の活動量が減ることが、むしろ外骨格系スキルの硬さを強めているのですか？ 身体活動量と脳性運動障害後の体の硬さは反比例の関係のような**？」

「そう、あんたは筋が良いわ！ 身体活動量が維持されていると、外骨格系スキルはあまり強くはならないの。Bさんを思い出してみて。Bさんは上田法後に訓練で運動の量も増えて、最初のような硬さには戻らなかったでしょう。それ以降も身体活動量を維持していると、支持性と運動性がほどよいところでバランスがとれているのよ」

「ということは、Cさんの治療方略としては、"この1カ月間、上田法で柔軟性を改善して何とか歩行ができるようにすること"と"その後もできるだけ体の活動量を維持する"という2つの大きな柱があるということですね」

「そのとおり！」

このように問題発生図を作ると、問題発生のさまざまな要素や要素間の関係性を考慮することができ、治療方略を練るのに役立つのです。

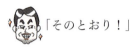 どの"くらい"が達成"可能"な目標か？

「Cさんはあと1カ月間でどこまで歩けるようになるのでしょうか？ 僕は"1人では無理かも"と予防線を張ったんですけど……。」

「うん、そうね。やはり1人で歩くのは難しいので、それはいい判断だったと思うのよ。理由はまたあとからわかると思うよ。Bさんと違って、時間がかかると思うわ。まあ、ケアマネの要望にあったように、Cさんの夫の介護が楽にということで"Cさんの夫が全介助で抱えて"ではなくて、とりあえず"手引きによる重心移動介助で、歩く"でいいんじゃないの？

常にちょっと挑戦的だけど、ちょっと頑張れば達成可能な目標がいいのよね。そのうえで患者さん本人とって意味のある課題よね」

「そうですね。Cさんの達成可能な目標は"片手引きによる重心移動介助の歩行"ですね。それなら何とかできそうです。歩けることをとても喜ばれていたし。あと、上田法の骨盤帯法なんですけど……」

「そうね、毎日わたしがつきあうわけにはいかないから、ジロちゃんにも教えとくわね。ジロちゃんは上田法のフィードバック・コースまで受けていて基礎はしっかりしているから、問題ないと思うわ」

こうして僕は、達之介さんから骨盤帯法を教えてもらいました。

Cさんのその後の経過

Cさんは2週間目には体もさらに柔らかくなり、健側上肢から左右に重心移動の介助を行うと自身で片脚ずつ出して歩けるようになりました。患側下肢も何とか自身の体全体を使って振り出せるようになったため、介助は楽になりました。もう靴下をかぶせる必要もありません。片手引きの介助で、連続10メートル以上歩けます。

3週目には歩行速度も上がり、連続歩行距離も40メートルに伸びました。僕が片手で健側の手を持ち、重心移動の介助をあまりしないでも、僕の手を支持に左右の脚の振り出しができるようになりました。しかし、1人でテーブルや手すりにすがっての歩行は、時間をかけて5メートルというところです。重心移動はなんとかできるようになっていますが、自分だけでテーブルや手すりにすがって歩くのは「難しい」とのことです。半年間のブランクはやはり大きく、数週間では埋まらないところもあります。ただたった5メートルにしろ、1人で歩けたことは大きな自信になったようです。

介助者はこちらの望むように介助してくれるわけではない

3週目の終わりには「Cさんの夫が退院し、来週からCさんの付き添いに来る予定」との情報がケアマネから入ってきます。Cさんは喜んで「今歩いている姿を夫に見てもらう」と張り切っています。リハビリ・

ドックもあと一週間を残すのみです。ケアマネからの要望である「介護を楽に」はなんとか達成できそうです。やれやれ……。

4週目は元気になったＣさんの夫が付き添いで来所しました。Ｃさんの夫に施設を見学してもらったのち、介助の指導に入ります。しかし、なかなか上手くいきません。Ｃさんの夫は、これまで自分中心に奥さんの体を動かしてきました。どうも、奥さんの動きを感じながら介助を行うことに戸惑っているようです。まるでマネキンのようにＣさんを乱暴に扱います。このことがＣさんの緊張を強め、体を硬くしてしまい、Ｃさんの脚は再び出なくなってしまいました。これにまたＣさんの夫がイライラします。

2日目も上手くいきません。突然、Ｃさんの夫が口を開きました。

「わしは力はあるが、頭も良くないし生まれつき不器用だから、このやり方はよくないと思うよ。やっぱり前のやり方に慣れているし、前のやり方でやろうと思うんだ」

「いえ、これで介助が楽になるのではと……」

「いや、かえってしんどくなるよ。前の方が楽だよ」

突然の急展開に、僕は頭が真っ白になってしまいました。

この日、達之介さんはずっと僕の様子を見ていました。昨日、「僕の介助歩行の指導が上手くいっていない」という話を聞いて、見に来てくれたのです。呆然とする僕を見かねて、達之介さんが軽く頷いて近づいてきます。

「介助」の意味とは？

達之介さんはCさんの夫に自己紹介をしました。

「この方は、次郎先生の先生よ」

「うちの次郎君が、ちょっと説明不足だったようです。僕の方から説明させてください」

達之介さんはそう言うと、Cさんの夫に頭を下げます。

「お父さん（Cさんの夫）が大変お優しくて、よく頑張ってお母さん（Cさん）を看てこられたんだと思います。なかなかできることではありません。さぞかしご苦労されたことでしょう」

達之介さんはいったんコンプリメントを入れます。

「いや、そりゃ当たり前のことをしているだけだよ」

「いやいや、頭が下がります」

達之介さんは、図6を書きながらCさんの夫に説明してきます。

「お母さんの体が硬くなるのはある程度仕方がないのです。この病気の特徴でしてね。お母さんが病院に入院していた頃は毎日のようにリハビリを受けておられましたよね。**実はお母さんは、体を使うことによって体を硬くすることに歯止めがかかり、動くことができて**

図6 身体が硬くなるわけ

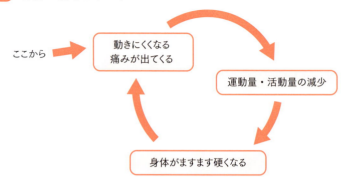

いたんですね。でも家に帰ってからは動く機会が減って、運動量の減少につれて、徐々に体が硬くなって動きにくくなったんだと思います」

「おお、わしもそう思っとったんじゃ！　前の病院の先生からも、"退院後に動かんかったら硬くなって動けないようになるから、動け"と言われとったんだけども……。週2回デイケアに行くぐらいで、後は家でじっとしとったよ……」

「そして半年前にお母さんが4週間寝たきりになられて、まったく動けなくなられたのですよね」

「おお、そうだ！　言われてみるとそのとおりだよ！　寝たきりで動かないから、Cが体が硬くなるのに歯止めがかからなかったんだのう！」

「いや、お父さん鋭いです。そのとおりです。Cさんはここでは毎日のように運動して、動けるようになってきています。なかなか前のようにはいきませんが……。それでも軽く片手で持ってあげるだけで、歩けるようになっています。これからも、ご自宅でお父さんが片手で支えて歩くことは、体が硬くなることに対して歯止めになるんですよ。そうすると、また1人で少しは手すりにすがって歩くことがができるようになると思います」

「おお、そうなればいいけれども……。わしはどうも不器用で、あの若い先生（次郎）のように上手くできないんだよ……」

「あ、そりゃ大丈夫です！　今度はあの若いのに丁寧に説明させますので……」

達之介さんは僕の方を向いて、ニヤリと笑います。

（えっ、どうしていいかわかんないよ……）

「あともう1つ大事なことなのですが、最近お母さんは"背中が痛い"とよくおっしゃっているでしょう？」

「おお、よう言うよ！」

「あれも体が硬くなるのが原因ですね。いつも緊張してるから、血の巡りも悪くなるし、肩凝りのように硬くなった筋肉が痛むんですね。お父さんが、後ろからだっこされるとお母さんはますます緊張して体が硬くなりますよね。お父さんが以前していた抱っこも、痛みの原因の1つかもしれません」

「じゃあ……。じゃあ、今の片手で行ったり来たりするのを（重心移動介助のこと）やればええとゆうことか？　後ろから抱っこはせん方がええということだのう……」

「そうです！　それなら自分で歩く力を改善したり、維持したりできます。それによって、体を硬くすることを防げます。そうすると、お母さんの体が痛んで苦しむこともなくなります。あと、帰宅されたあとも、デイケアに通う回数を増やした方がいいかもしれませんね」

「よし、わかった！　じゃあ、本腰を入れて練習しないとね！」

第6話　学んだ技術と考え方を現場で実践する

どうやらCさんの夫は納得したようです。

「お父さんがお母さんの体を右左に動かすのではなく、Cさんの動きをよく感じて、お父さんの方が合わせてみてください。焦らないでくださいね。じゃあ、次郎君、お願い！」

「ではもう一度やってみましょう。お母さんの動きをよく感じて、お母さんに合わせてください」

僕は達之介さんの言葉を繰り返します。

その後は、Cさんの夫もCさんの動きを感じることから始められたようです。さっきまでイライラしていたCさんの夫ですが、いったん必要だと納得すると、急に態度が変わりました。まずは、納得の得られる説明をすることが大事だったのですね。

僕は「全介助から部分介助になると楽になる」とか「患者さんにとって価値がある」と頭のどこかで思い込んでいたのだと思います。だから特に説明しなくても、自然にCさんの夫はこの介助歩行を喜ぶと思っていました。でも、Cさんの夫にとっては、ややこしい「歩行介助より」も「全介助」の方が楽なので、できれば変えたくなかったのでしょう。

だから、達之介さんは部分介助を行う意味を「体が硬くなることを防ぐ」「痛みが出ることを防ぐ」という、Cさんにとって有意義という説明をすることで、お父さんに納得してもらったのです。

自宅でも続けられる運動プログラム

達之介さんが説明したのち、数分後にはCさんは夫に介助されて少し歩けるようになり、次の日には20メートルあまり歩けるようになりました。

その後、退所までにCさんは夫の介助に慣れ、夫もCさんの動きに慣

れてきました。介助歩行はまさに、2人の協同作業になったのだと思いました。

　Cさんは入所後1カ月で退所しました。僕はCさんの夫からのお願いで「家で続ける運動プログラム」を指導しました。「家で続ける」といっても特別なものではなく、施設で行っている「実りある繰り返し課題」そのままです。つま先立ちや膝の軽度屈伸、左右への重心移動の3課題を毎日50回ずつ行うように指導しました。施設でセラピストと一緒に行っているように、家でも夫と2人で回数を数えながら続けているそうです。

　今ではCさんは、週4回のデイケアを利用しながら在宅生活を続けています。

　その後担当のケア・マネージャーから、Cさんは夫の介助で、自宅玄関前の3段の階段の上り下りもできるようになったと聞きました。体の柔軟性や筋力が増して、脚が高く上がらないとできないことです。また、自宅では以前のように1人で伝い歩きできるようになりました。驚きの進歩です。Cさんの夫の、いやお二人の頑張りに改めて頭が下がりました。

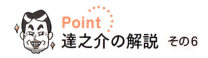

達之介の解説 その6

介助は介助される側とする側の共同作業

「今回は慌てた場面があったよね。何が悪かったと思う？」

「あれから考えたんですが、3つあったと思います。1つは"介助が介助者からの一方的な働きかけである"と思い込んでいました。だから、Cさんの夫に体の使い方を教えただけでした。"簡単だからすぐにできるだろう"と思っていたんです。その結果、Cさんの夫が一方的にCさんを動かすことになって、上手くいかなかったんだと思います。

思い返すと、僕が新人の頃も「こちらが一方的に介助するんだ」という意識が強すぎて上手くいきませんでした。それが慣れてくるに従って余裕も出てきて、自然に相手の出方も感じながら相手の動きに合わせて介助をするようになったんだと思います。

今回は改めて、「介助って、介助する方とされる方の共同作業なんだな」って思いました。

「いいじゃない。言葉にしてみるまでは意識できないし、他人に伝えるのも難しいよね。よく、"ああやって、こうやって"と介助者の動作ばかり指導している人がいるけども、それじゃあ、介助者も自分がどう動くかにしか意識がいかない。それは介助の後ろ半分で、最初の半分は相手の動きを見てそれを理解するということよね。それからあと2つは？」

「足場作りの対象をCさんだけと考えていたことです。よく考えてみれば、達之介さんが言うように"運動はコンテキストの中で生まれる"ですよね。Cさんは夫と一緒にそのコンテキストを作っていたわけだし、そのコンテキストの中からCさんの運動は生まれていまし

た。僕はCさんにはコンプリメントや"因果と効果"を説明していたけれど、夫にはまったく説明していませんでした。今回は**"Cさんだけではなく、夫も含めて2人が僕の対象"**と考えるべきでした。

　もう1つは、**"妻にとっての良い説明"と"夫にとっての良い説明"は違う**ということです。妻にとっては、"介助してでも歩くこと"が価値のあることです。一方、介助する側の夫にとっては、それは決して楽ではないということに気がつきませんでした。とくに達之介さんによる"因果と効果"の説明以降に、夫の態度が激変したことがとても印象的でした」

「なるほど……。ジロちゃんも少しは進歩しているわね。実はわたしも、あのときにCさんの夫の話を聞くまでは、そのことに気がつかなかったのよ。まあ、わたしたちの仕事は人間相手だし、相手にするのも人間だからさ、いつも上手くいくなんてことはないのよね。わたしだっていまだによく失敗しちゃうわ。難しいのよね。でも、だからこそやりがいもあるってもんよ。失敗したらちょっと反省して、また前に進みましょう！」

「はい！」

🖉 最初の課題解決方法が悪循環を生む〜偽解決

「今回の件にはもう1つ特徴があってね。それは外骨格系スキルが"偽解決"に発展したということよ」

　僕は勉強会ですでに「偽解決」について習っていました。似た言葉の「貧弱な解決」はBさんの場面（91ページ参照）で説明しました。それは障害直後になんとか問題を解決するため、課題を達成するために選ばれる「外骨格系スキル」「不使用スキル」「骨・靱帯性スキル」などが生まれ、それらが繰り返し用いられ、それらしか使われなくなり、良くも

悪くもならない停滞の状態になることでした。その結果、なんとか課題は達成できるものの、その間に「隠れた運動余力」を生み出している可能性も高く、セラピストが介入すると一気に改善したりします（なお、偽解決は35ページで解説した「短期療法」などで使われているアイデアです〔170ページ文献8〕、「貧弱な解決」はCAMR（カムル）のオリジナルのアイデアとのことです）。

　「貧弱な解決」に対して「偽解決」とは、運動問題の解決や課題達成のために選ばれた解決法が「停滞」というよりも、むしろ悪い状態に陥（おちい）り悪循環へと導くものです。

　よくある偽解決は、お年寄りが圧迫骨折後に「今は痛いから、痛いのが治るまで安静にしていよう」と寝たままで過ごすことです。たしかに痛いから動けないのですが、いつまでも寝ていると廃用が進み、運動余力がドンドン落ちて、今度は動こうとしても動けなくなってきます。

　問題発生図（図7）で理解してみましょう。

図7　偽解決の一例（痛いから動かないので廃用が進む）

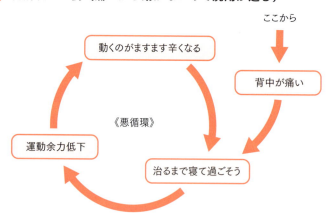

　図のように、「寝て過ごす（安静）」は「動くと痛い」という問題を解決するための解決手段だったのですが、それが新たな「運動余力（筋力・柔軟性・体力など）の低下」を引き起こし、動けなくなります。こ

れがさらに寝たきりで過ごす時間を長くし……と、時間の経過とともに状態がドンドン悪くなっているのです。

Cさんの問題もこれと同じで、「身体活動量が減る」ことによって「外骨格系スキル」という体を硬くするメカニズムだけが強化され、ますます身体活動量が低下するという悪循環にあります。

Cさんは、最初の病院を退院後しばらくは「貧弱な解決」の状態だったのです。なんとかリハビリを続けていて、悪循環の状態に陥ってなかったのです。しかし半年前の入院によって、身体活動量が一気に低下し、それまで比較的有意義だった外骨格系スキルは一気に暴走して、体を硬くし過ぎました。同じ外骨格系スキルが状況変化によって「偽解決」になってしまったのです。

「偽解決」による身体活動量の低下の状態では、見えない部分の運動余力はますます低下するのが普通なので、「隠れた運動余力」は存在しないことが多く、セラピストは偽解決の循環を断ち切りながら、同時に運動余力をできるところから新たに改善していく必要があるので時間がかかります。

達之介さんが今回のケースは時間がかかると指摘していたのはこのことを指していたのです。

一方、「貧弱な解決」では、身体活動が維持されているために「隠れた運動余力」が存在することが多いので、Bさんのように停滞の循環を断ち切ると、運動パフォーマンスが早期に一気に改善することが多いのです。

第7話 これだけは知っておきたい「運動課題設定」
—— 達之介のリハビリ勉強会④

筋力訓練、関節可動域訓練よりも大事な「運動課題中心の訓練」

　僕たちが学校で習ってきた「訓練」は、ある特定の要素を中心に行います。つまり筋力訓練、関節可動域訓練などです。またいくつかの要素から組み合わされる働き、つまりバランス訓練や持久力訓練などを行います。いずれにしても、「要素」中心に訓練は考えられます。

　CAMR（カムル）をはじめ、システム論のアプローチでは、運動システムは課題達成のために運動を生じ、変化させると考えます。つまり運動は課題達成のために生み出されるのです。そのため、運動訓練は「要素」中心ではなく、「課題」中心に考えます。

　具体的に考えてみましょう。筋力訓練は筋力という要素中心に考えて「筋の張力を増加させること」です。ターゲットの筋を太らせ、張力を増加させるのが目標ですから、立って行っても座って行っても関係ないでしょう。マシントレーニングのように、効率的に筋を太らせればいいのです。

　しかしCAMRでは、「歩きたい」と思っている患者さんに、椅子に座って実行してもらう筋トレはあまり意味がないと考えます。四頭筋だけの活動を見ても、椅子に座って膝を伸ばすと、骨盤を固定した状態で「下腿を持ち上げる」ためのスキルですが、立っている時には「狭い基底面内に重心を保持しながら、他の筋群と協調して立位で重心を保持しつつ下肢の支持性を生み出す」スキルなのです。

　そのため張力の改善だけではなく、課題達成につながるスキルの学習が必要です。その観点からすると、座って行う運動は、歩くことには

直接つながらない、まったく異なったスキルなのです。座位で筋肉の張力を改善したら、次にその増えた張力を立位でどう使うかについて、もう一度学び直す必要があるのです。

　課題達成のためには、張力の改善とともに、「ある状況の中でどのようにその筋活動を利用するか」という運動スキルを同時に学習していくことが重要なのです。最初から立位で「実りある繰り返し課題」を行えば、張力の増加とともにスキルも学ぶことができます。

　課題を中心に運動訓練を考えるとは、「課題をどのように設定し、変化させていくか」ということでもあります。

　CAMR（カムル）では筋力訓練や可動域訓練などの要素中心の訓練に代わって、運動課題を中心に訓練を行い、運動課題を設定・実施しながら、状態を評価して変更を加えていきます。

　運動課題に入る前に探索や徒手療法、因果と効果の説明などの「足場作り」を行います。あるいは状況評価（問題発生図）を行って、全体の問題や達成するべき目標を定めます。こうして課題を設定し、提案・実行していくのです。

　課題設定の条件は以下のとおりです。

①患者さんにとって意味のある課題

　なんとか歩けて「もっと歩きたい」と思っている患者さんに、いきなり「車椅子の移動練習」を勧めても、それをやる意味を見出せないですね。その課題をすることによって、なんらかの意味や価値が見出せるものが課題として適当です。そういった課題を見つけるように努力します。

　長い間寝たきりの患者さんが手伝ってもらいながら寝返りをすると、一時的にでも痛みが軽くなり、体が心地よくなるのであれば「手伝ってもらいながら寝返りをする」は意味のある課題でしょう。それを繰り返すうちに柔軟性が改善し、重心移動の働きも強まる、つまり運動余力の

改善によってやがては「1人で寝返りする」というものが意味のある課題になるでしょう。

②挑戦的ではあるがなんとか達成可能な課題
　簡単に達成可能な課題では、患者さんにとってはあまり意味を生み出しません。できて当たり前と思われているからです。少し頑張ってできるものは達成感も大きく、新たな自信を生み出します。だからセラピストが少し介助するにしても、課題を工夫するにしても、本人がちょっと努力して達成するものが好ましいのです。もし達成が当たり前になれば、挑戦的にもう少し課題を難しくします。これを繰り返して、成功体験や達成感を繰り返しながら、常に挑戦的な課題を続けることができるのです。

③その時その場でできる課題
　その時、その場で挑戦できて、達成できる課題が良いものとなります。42ページで「歩きたい患者さんには、立位での課題」と説明しましたが、両下肢の支持性があまりに低いと、なかなか立つことはできません。課題は「歩くこと」からかなり遠くなり、座位で行わないといけないかもしれません。でも「座面を高くして、手すりを持ちながら足部への重心移動」（図8）によって、少しずつ下肢の支持性が上がっていくのなら、それは立位へと続く課題になります。ともかく工夫が必要です。
　また、ややかけ離れた課題でも、やがて立位へ、そして立位での移動へと続くことをブリッジによって常に説明して、「意味のある課題」と位置づけることもできます。
　こうしてみると、慣れない間は「課題設定を行うこと自体」が大変だと思われるかもしれません。でも「実りある繰り返し課題」はこのために準備してあるのです。

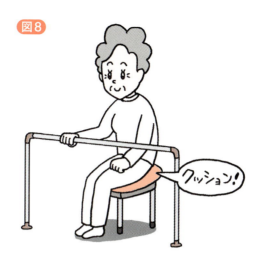

図8

できあいの「運動課題」で十分！

　これまで何度も出てきている「実りある繰り返し課題」は、あらかじめ用意されている＝レディ・メイド（できあいの、既製品の）運動課題です。

　さきほど説明した「課題設定」を実践するにあたって色々と考えないといけないこともあるのですが、とりあえず立位での移動が適当と思われる対象者の患者さんなら、ほとんどの場合は45ページで説明した「実りある繰り返し課題のリスト」から適当なものを選び、実施条件を設定すればいいのです（表）。

　たとえば何も持たずに立位保持はできるが、片脚を上げることができない人。片脚で支える支持性が弱いので、手すりを両手で支えれば片脚で支持できるかもしれないですね。

表 金原園で使われている立位レベルでの「実りある繰り返し課題」のリスト（再掲）

❶ つま先立ち
❷ 左右の脚への重心移動
❸ 左右の交互踵挙げ
❹ 交互膝挙上（足踏み）
❺ 股関節交互外転振り出し
❻ ハーフスクワット
❼ つま先上げ
❽ ステップ運動（左右前後）
❾ 板跨ぎ（板の上に立った片脚で支持しながら反対脚で前後左右に板を跨ぐ）→80ページ参照
❿ 昇降運動各種
⓫ 移乗・移動運動各種
⓬ 手すり、テーブル、壁での伝い歩き
⓭ テーブル、椅子や家具などの間の渡り歩き
⓮ 歩行補助具を使った歩行練習

コラム：脳性運動障害後の筋肉を硬くするメカニズム ── キャッチ収縮

　低緊張の弛緩状態では人は動けません。なんとか筋の張力を生み出すことは絶対に必要です。たとえば脳が壊れて随意的な（自在に）筋の収縮ができなくなったら、残っている筋収縮のメカニズムを色々使って体を硬くしようとします。

　原始反射や緊張性反射のメカニズムは、脊髄レベル・延髄レベルなどに中枢がありますので、脳の上位の細胞が壊れても働くことができます。そこでまずこれらが頑張って普段よりたくさん働き、緊張を高めようとします。「働き者の兄が倒れたならば、残った弟・妹が未熟ながら頑張ろう」といったところでしょうか。もっともこれによる張力発生は小さく、あまり役に立たないかもしれません。

むしろ筋肉自体に、筋を硬くするメカニズムが役に立っているかもしれません。有名なのは、二枚貝の平滑筋にある「キャッチ収縮」です[8]。通常、カルシウム濃度が上がると、ミオシンとアクチンが滑り込み筋の収縮が起こります。そしてカルシウム濃度が下がると、ミオシンとアクチンの収縮が解けて弛緩します。しかし、ある一連のタンパク質の影響で、カルシウム濃度が下がっても収縮が解けずに、そのまま収縮状態を維持します。これがキャッチ収縮で、エネルギーを消費しない収縮形態として知られています。そしてキャッチ収縮には電気活動が伴わないので、筋電図活動が見られないのです。

　このキャッチ収縮を起こす一連のタンパク群と同様のものが、骨格動物の横紋筋にも存在することがわかっています[9]。もしかしたら、脳卒中後の筋肉にもキャッチ収縮と同じメカニズムによる筋の硬さは存在するのかもしれません。

　なぜならば、1970年代にDietzら[10]の発表した論文では、足関節の背屈可動域が保持されていても尖足歩行をしている脳性麻痺児と成人片麻痺患者で、筋電図活動が調べられました。でも尖足位で歩いている患者の立脚期の間には腓腹筋の筋電図活動が見られませんでした。Berger[11]らは片麻痺患者の歩行中の両側アキレス腱の張力発生を調べました。立脚相の間、患側腓腹筋は張力を発生していましたが、やはり筋電図活動は見られませんでした。これらの例では筋の電気活動が見られないにも関わらず、張力が発生していることを示しています。まさにキャッチ収縮の説明が上手く当てはまります。

　つまり脳が壊れて弛緩性の麻痺が現れ低緊張になるところまでは、脳性運動障害の直接の症状ですが、それ以降の体を硬くするのは少なからず運動システムの自律的な問題解決の過程ではないか、と考えられるわけです。

　そこで「システムの努力によって導かれた結果としての過緊張であれば、システムが努力している状況を変化させることによって、異なる結

果に導かれるのではないか」とCAMR(カムル)では考えます。過緊張を変化させるのに、なにも解決不可能な原因をなんとかする必要はないのです。

※8〜11の文献は170ページを参照

第8話 失禁があって家に帰れない！
―― 他職種との協力はこう実現する

　さて、今回はCAMR（カムル）で他職種と協力して問題解決を図った例を紹介します。達之介さんが施設に来てからちょうど1年が経ち、リハビリスタッフの間にもなんとなくCAMRが浸透してきた時期の話です。

📋 Dさんの基本情報

　Dさんは80歳の女性です。脳卒中後で半身に麻痺があります。トイレまで自分1人で杖をついて歩いて行き、ズボンとパンツを下ろすことができるのですが、いつもパンツを下ろした瞬間に失禁してしまいます。尿意はあり、認知症はありません。歩くのは安定していますが、遅いです。半身麻痺のため片手で服を脱いだりする時には時間がかかります。着る時はズボンが途中で引っかかったり、最後まで上げられないまま歩くこともあります。

　最近になって、よく失禁するようになりました。家でも失禁するたびに息子のお嫁さんが後始末をしてくれるのですが、後始末が大変だし、洗濯物も増えるので、口には出さないものの心の中ではとても申し訳ない気持ちで一杯とのことです。

　Dさんのご家族は「紙パンツを使ってくれ」と要望していますが、Cさんは「紙パンツや紙パッドは使いたくない」と言います。Dさんは、パンツを脱ぐまではそれほどの尿意ではないのに、パンツを脱ぎ始めると急激に尿意が高まり、我慢できないというのです。

　Dさんは「おかしい、今までこんなことなかったのに。なんか最後の最後に上手くいかないのよ。どうしたのかしら」と疑問を口にします。

　今回は息子さんが入院し、家での生活が難しいというので、1カ月間、

リハビリ・ドックを利用することになりました。

　Dさんの息子のお嫁さんとケア・マネジャーは「失禁が治ればね……」とつぶやきます。

万事休す？？〜「専門外」と諦めたらそこで終わり

　今回も僕がリハビリを担当します。まずは「まだ歩くのも遅く、衣服を脱ぐのにも時間がかかり、それで焦ってしまうのではないか」と考えました。そして「訓練を重ねて、もっと速くトイレまで歩き、もっと速くズボンとパンツを下ろすことができれば余裕が生まれて、失禁を防げるかもしれない」と考えました。つまり、「Dさんの身体能力の低さと心理的な余裕のなさが失禁の原因」と判断したのです。最初、解決できそうな原因と思ったので原因を特定しました。

　そこで「実りある繰り返し課題」をはじめ、洋服の着脱訓練などさまざまな訓練を2週間重ねました。その結果、Dさんは今までよりも速く歩き、より速くパンツを脱げるようになりました。しかし、いつもパンツを脱いだ瞬間に失禁してしまいます。

　「やはり、何かしらの心理的な原因でパンツを脱ぐことと失禁が結びついたのかな？　でも僕は心理学は専門外だし……」——ぼやいてしまいましたが、「専門外」というのは諦めの言葉です。もう少しで諦めてしまうところでした。ここしばらくの間に達之介さんからいろいろと習って、状況を変化させることで問題が解決することを知っています。以前は困難な問題にぶつかると簡単に諦めていた僕も、粘り強くなっています。

　ここで他の解決法を考えます。「尿意を感じてからでは遅い」のかもしれません。そこで生活習慣を調べて、排尿の時間を特定します。そして排尿の時間が近づくと、尿意がなくてもトイレに行ってもらいます。尿意がないときに、便座に座ってもらおうというわけです。原因を切り

離して状況を変化させるのです。

この案を介護スタッフにも相談し、協力して行うことになりました。時間になると介護士さんから声をかけてもらいます。

しかし、Ｄさんが尿意がなくトイレに行ってパンツを脱いで座ろうとしても、急な尿意とともに失禁してしまいました。あるいは、尿意のないまま座っていてもおしっこは出ません。おしりも痛くなってきます。Ｄさんは「出ないのか」と仕方なく便器から立ち上がります。時には立ち上がってパンツを上げようとしたら、急に尿意が高まって失禁したりします。これは困った……。

さすがに手詰まりになります。

「やはりこうなると心理的な問題に違いない。残念ながら僕はリハビリの専門家で心理学は専門外だ。先々に心療内科を受診するように勧めよう。でも今はとりあえず紙パンツとパッドを使ってもらおう」——「専門外」という「諦めの言葉」を僕は受け入れかけています。

介護職と"一緒に"カンファレンス

自信を失いかけた僕は、達之介さんにＤさんに行ったリハビリを報告しました。達之介さんはこれまでの僕の過程を聞いてしばらく考え込んだあと、「介護職と一緒にカンファレンスを開きましょう」と提案しました。

次郎「いつものように、その場で答えを教えてくれないんですね」

達之介「そろそろわたしが口を出さなくても、自分で考え始めなきゃね。それに、他職種のスタッフも巻き込むいいチャンスですもの、ふふふ……」

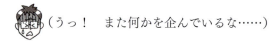（うっ！　また何かを企んでいるな……）

　その日の夕方、カンファレンスが開かれました。カンファレンスには、リハビリスタッフとして達之介さんと僕、介護スタッフからは主任の千穂さんが参加しました。千穂さんは、とても介護の仕事が好きなんだそうです。施設側が彼女の能力を認めて「相談員にならないか？」と勧めたようですが、「私は介護が大好きなので」と断ったそうです。とてもまじめで明るく、若いのにみんなからの信頼が厚い素敵な介護主任です。

「これまでの状況と問題点を振り返ってみましょうか？」

　僕と千穂さんが交互にこれまでの状況を説明します。これまでの3週間で2通りのアプローチを行い、どちらもダメだったこと、10日あまりで退所なので、それまでに何とかならないかといったことです。

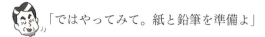「うーん、CAMRではまず全体の状況把握が大事なのよね。Dさんがどんな状況に置かれているかを考えてみないと。こんな時はどうするんだっけ、ジロちゃん？」
「えーと、状況評価を行うので、まずは問題発生図を作ってみます」
「ではやってみて。紙と鉛筆を準備よ」

　僕はもう習っているので始めますが、千穂さんはきょとんとしています。そこで達之介さんが、「いいからジロちゃんの話を聞いてみて」と、

千穂さんにも紙と鉛筆を勧めます。

僕は紙に図を書いていきます。（図1）

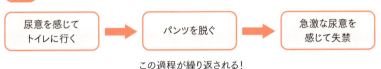

この過程が繰り返される!

「うん、これが全体で起きていることね。2人は"この失禁はEさんの心理的な問題ではないか"と言ってたわよね。じゃあ、Eさんの心の立場からもう一度発生図を作ってみて」

そこで僕は 図2 を描きます。

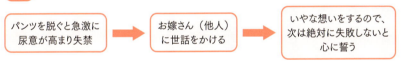

「待てよ、これは循環図じゃないだろうか？」と、僕は次のように書き直します。（図3）

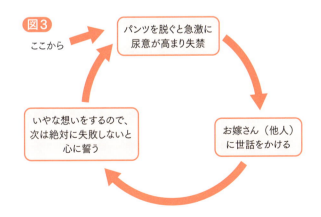

第8話　失禁があって家に帰れない！

「つまり、失禁して、それで他人に迷惑をかけて、嫌な思いをするから次は絶対に失敗しないと誓うのだけれど、それが新たなプレッシャーになって、失禁という問題行動を強めている、のでしょうかね……」

「そうかもしれません。前からDさんをそばで見ていて思っていたんです。失禁がすごく心の重荷になっているんじゃないかなって……」

「じゃあ、この悪循環をどこかで断ち切ってあげればいいんだ！ そのためには、この過程のどれかを省略したり、変化させたり、新たな過程を加えて状況を変化させられるはず……」

専門職のアイデアの出し合いが思いも寄らない解決法を導く！

少しずつアイデアを出していきます。

「1日3回、尿意を感じてもすぐに出ない薬という偽薬を飲んでいただく、ってのはどうですかね？ 心理的な問題だとしたら、プラシーボ効果も期待できるかもしれないですよ！」

「ふむふむ、他には？」

「ズボンを脱ぐ時に、好きな歌を歌ってもらうのはどうでしょう？ おしっこに注意が向いているから、歌で気を紛らわせて効果があるかもしれない！」

「ふむふむ、なるほど、なるほど！ 他には？」

ふと見ると、千穂さんは浮かない顔です。

「千穂ちゃんはどう思う？　こんなやり方、あまり良くない？」

「いえ、良い方法だと思います。なんとなくこの悪循環に入っているのがわかるし、この循環を断ち切るというのもわかるんですが……。でも、今さら薬を飲むとか、歌うとかではご本人の納得が得られそうにないというか……。なんか唐突な感じがします」

「ああ、なるほど。これらを今さらやってもらうのは、少しEさんにとって説得力がないということですね……。あと10日ですものね。でも他に方法がなければやってみる価値があるのでは？」

「ええ、今思いついたんですが、こんなのはどうでしょうか？　"失禁したらすぐに人を呼ばず、汚れたズボンとパンツを脱ぎ、バケツに入れて人を呼ぶ"」

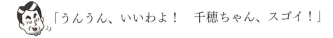「失禁時の過程を変化させて、介護者の手間を少し軽くしてあげるわけね」

「ええ、Dさんはここに入ってからリハビリ受けて、この数週間で衣服の着脱が前より上手に、速くなっているんです。濡れたパンツとズボンでもなんとかなるかも……」

「うんうん、いいわよ！　千穂ちゃん、スゴイ！」

千穂さんは顔を赤くして微笑みました。でもまた顔を引き締めて、次のアイデアを出します。

「こんなのはどうでしょう？　ちょっと前から漠然と考えていたんですが、おふたりの話を聞いているうちにはっきりしてきました。それは"便器の前に立ったら、パンツを脱がずに、パンツの中に紙パッドを入れて当て、当てたままパンツを脱いでもらう。それに排尿したら自分でパッドをとりだし、バケツに捨てる"」

第8話　失禁があって家に帰れない！

「"パッドを入れる"という新しい過程を入れる。そして人に世話をしてもらうという過程をなくすのね……。そうね、ここは患者さんのADL（Active of Daily Living：日常生活動作）にいつもつきあってる千穂ちゃんだからこそ出てくる意見よね。どう？　ジロちゃん？」

「そうですね。**僕の意見は"失禁しないこと"を目標にしているのに対して、"失禁しても失敗ではない"という意味では、より現実的で達成が容易かもしれません**」

　僕たちはもうしばらく他の可能性を検討しました。その結果、やはり千穂さんが提案した2つの方法がいいことになりました。そして千穂さんからDさんにこの2案を提案してもらい、Dさんに選んでもらうことになりました。

Dさんのその後の経過

　Dさんは「便器の前に立ったら、パンツを脱がずに、パンツの中に紙パッドを入れて当て、それに排尿する。排尿したら自分でパッドを取り出し、バケツに捨てる」方法を選びました。「こうすると介助の手間が省けるから」という説明にも納得したようです。

　実際の手順は、千穂さんとDさんが話し合って以下のようになりました。

1. トイレに行ってズボンを緩めてもらう
↓
2. 置いてある紙パッドを自分でパンツの中に入れてもらう
↓
3. 紙パッドを押さえたまま便座に座って、紙パッドの中に排尿してもらう

　　　　　　↓
4. 排尿が済んだら、使用済みパッドを備え付けの蓋付きバケツに入れてもらう

最初は上手くいきませんでしたが、「紙パッドを口にくわえてズボンを緩める」という修正で上手くできるようになりました。

　紙パッドの過程を1つ入れることで、「パンツを脱ぐと失禁で汚染する」「他人に世話をかける」「いやな思いをするので、次は絶対に失敗しないと心に誓う」という、それまで強固に繰り返していた過程が消えてしまいました。

　こうしてDさんは、退所までの残りの10日間で「失禁」に関する介助の手間を小さくすることに成功しました。もちろん、お嫁さんも、ケア・マネージャーも大喜びでした。

　この話には後日談があって、退所後しばらく経つと、用意した紙パッドが減らないことにお嫁さんが気づきました。Dさん本人に聞いてみると「うん、いつの間にか失敗しないようになった」とのこと。まさに失禁の問題そのものが解決してしまったわけです。そしてお嫁さんに「前はよく我慢して、私の世話をしてくれたよ。ありがとうよ」と感謝の言葉を言ったそうです。

　これは悪循環の状態を壊した——つまり「トイレや衣服を汚染しなくなり、他人に迷惑をかけなくなったことで自分に自信を持ち、自分の体を信頼できる」という良い循環に入ったために起きた変化と説明することもできます。

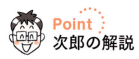
Point
次郎の解説

「今回は、僕が新人の香ちゃん相手に解説します」

偽解決の悪循環

　あとからわかったのですが、できるだけ早くトイレに行ったり、尿意のないうちからトイレに行ったりする解決法は、Dさん本人が密かに試していたそうです。つまり、「失禁を解決するために努力を重ねて、さらに失敗する」という偽解決の悪循環に陥っていたのです。失禁は本人の意思ではどうしようもない出来事ですが、それを意志の力で何とか解決しようとますます努力してしまい、それがさらにストレスとなって失禁を強めていたと思われます。

　そこで、今回のように悪循環の袋小路を壊せば、袋小路から出た患者さんは自律的にどんどん良い状況に変化していくのです。

他職種との協同～チーム医療とは？

「今回、達之介さんが千穂さんとのカンファレンスを提案したのは"この問題がリハビリスタッフの知識と経験だけでは片付かない"と考えたからだと思うのよ」

「たしかに！　トイレで新たにパッドを入れて一時的に利用しようとか、なかなか私たちでは思いつかないことですよね。あとから聞いて"えーっ、こんなやり方もあるんだ！"って驚きました。達之介さんも言ってたけども、ずっと患者さんのそばでADLを見続けた介護のプロだからこそ思いついた方法って感じですよね」

「うん、いいわよ香ちゃん。あなた、なかなか筋がいいわよ！よくリハビリはADLの専門家、なんて言っているけど、ホントは実際の場面では患者さんとの付き合いが短いからそうでもないのよね。今回はいろいろ千穂ちゃんからも教わって、介護職はやはりADLの専門家って感じがするし、お互いの専門性を認め合ってチームで解決を図ることがとても大事だってことがよくわかる、とても有意義なケースだったと思わない？　うふ♡！」

「やだー、ジロさん、達之介さんに怒られますよ！　この間の飲み会でも、達之介さんをまねして怒られてたでしょう？」

「あはは、これは達之介さんには秘密だからね、うふ♡」

「ジロさん、ドンドン"あっち"の方にいっちゃうのね……？ホントに達之介さんが好きなのね！」

「えっ！　いや……」

最終話　本書のまとめ

 CAMRのルール

　最後に、達之介さんの講義から学んだCAMR(カムル)のアプローチを簡単にまとめておきます。本書を読み進めていたときには理解できなかったことも、今ならばピンとくるかもしれませんよ。

　CAMRは「治療をどのように進めるか」という治療方略を生み出すための手引きです。たとえば、「孫氏の兵法書」のようなものです。孫氏の兵法はシンプルな考え方の基準や原則が書いてあるだけです。シンプルで一般的だからこそ、さまざまな分野や状況で応用がきくのです。

　CAMRも同様に、シンプルな考え方のルールが決まっているだけです。そのルールに従っていけば、個別の問題に応じて、さまざまな解決手段を生み出すことができます。まず、CAMRのルールを改めていきましょう。

 ルール1　原因を切り離す

　CAMRの基本は「問題の原因を見つけて原因を解決する」ことではありません。「今起きている状況を変化させる」ということです。

　「何！　原因を解決することが根本的な解決ではないか！」と思う人が多いでしょうし、達之介さんはそれを否定しません。でも**現実世界では、今のところ「麻痺を治す」ことはできません。**できないからみんな苦労しているし、落ち込んだり「自分が未熟すぎる」あるいは「患者にやる気がない」などと自分や周囲の人を責めたりしているのです。

　もちろん原因が解決可能な場合は、従来どおりのアプローチでいい

のです。でも解決不可能な原因の場合や、原因が不明の場合は、「今、この場でできる状況変化」を考えて実行し、それを積み重ねていきましょう。そして「今よりも少しでも良い状況」を目指すのです。

少しでも良い状況を目指すのに役立つのが「問題発生図」という技術でしたね。「問題発生図」を書くことで、今の状況が見えてきて、次にどうするのかのヒントが生まれやすくなります。

 ルール2　成功経験こそ大事！

人は努力し、上手くできてそれをほめられたりねぎらわれたりすることを繰り返して、自信や意欲を持つようになるものです。ですから、いつも運動課題が成功するように工夫しましょう。1人でできなければ「手伝ってもらって達成する」という課題に変更します。あるいは「1人でできる課題」を工夫します。そしてコンプリメントしましょう。どれだけ頑張ったか、どれだけ上手にあるいは強くなったかを患者さんに伝えるのです。

成功して、ほめられることが大事です。でも達之介さんは「時に失敗すること、苦労することは、より成功感を味わうためのいい隠し味よ」と言います。課題は達成可能だけど、挑戦的な方がいいということですね。

ルール3　いつでも「運動余力」を豊富にしよう

人が状況変化に応じて適応的に運動変化を起こせるのは、人の運動システムが極めて豊富な「運動余力」を持っているからでしたよね。逆に運動障害があるということは、運動余力が貧弱になるということです。

「実りある繰り返し課題」などによって、身体リソース（筋力、柔軟性、持久力など）を改善したり、運動スキル（リソースの使い方）を多彩にしたりできます。また麻痺が重度であれば、環境リソース（電動車

最終話　本書のまとめ

椅子やさまざまなセンサーなど）を持ち込み、その使い方である運動スキルを患者さんに学習してもらい、運動余力を豊富にすることもできます。

とくに身体リソースについての専門家は他にはいないので、僕たちセラピストが行わないといけないのです。

ルール4　セラピストの主な仕事は「課題設定」！

人は生まれながらの「自律的な運動課題達成者」あるいは「運動問題解決者」です。人は「オギャッ」と生まれてから、誰に教えられるわけでもなく歩くようになり、さまざまな運動課題を達成するようになります。脚が痛くなれば、少しでも痛くない歩き方を見つけて歩こうとします。課題達成や問題解決の方法は自分で見つけていくのですから、セラピストが何かを教えられるものではありません。

ではセラピストは何をしているのか？

人の運動システムは不思議です。なんとか解決策を見つけると、それを繰り返します。ただし試行錯誤が少ないと、まだ他の可能性を見出すことなくそれを繰り返します。人の運動システムは同じ状況では同じ方法を選び、同じ結果が生まれます。痛くてもなんとか歩けると、その歩き方を繰り返します。他にもっと良い歩き方があるかもしれないのにです。

もし私たちセラピストが、患者さんの運動方法を変化させたいなら、運動システムを異なった状況の中に置く必要があります。そうすると、運動システムは異なった状況の中でまた新たに探索を始めます。**つまり僕たちセラピストの仕事は、患者さんの運動システムに隠れている可能性を引き出すためのきっかけを提供することです。もしあなたが患者さんの運動方法や結果を変えたいと望むならば、「課題」や「課題実施」の条件を変えることです。**

「いや、そんなことはあるまい。スポーツのコーチは運動のやり方を直接教えている。セラピストも正しい運動を患者さんに教えているので

はないか！」と指摘する人もいますが、それは間違いです。スポーツのコーチは適切な課題を提示しているだけです。「ここでつま先を伸ばして！」と目指すべき結果、やるべき課題を示しているのです。その達成方法、つまり「そのタイミングでのつま先の伸ばし方」を教えているわけではありません。「そのタイミングでのつま先の伸ばし方」は選手自身が、何度も試行錯誤を繰り返し自ら発見しないといけないのです。それは行為者本人にしか発見できないので、コーチは課題達成の結果からそれが良いかどうかを判断するだけです。

　良いコーチは良い課題を設定し、その課題達成を上手く援助できるコーチです。良いセラピストも同じです。

　またCAMRでは、主に身体リソースを中心とした運動余力を豊富にするために、さまざまな運動課題が「実りある繰り返し課題」として準備されています。

 ルール5　「より良い状況変化」を繰り返す

　CAMRは「その時その場でできること」を行いますが、何が起こるか、起きないかはある程度やってみないとわかりません。そのため、実際に状況変化を判断しながら試行錯誤を繰り返します。

①やってみて何も起きないなら、違うことを試す。
②やってみて、好ましくない状況変化が起きたら、それはやめて違うことを試す。
③やってみて、好ましい状況変化が起きたら、それをさらに繰り返す。

　当たり前のことなのですけども、このように判断することは意識していないとできないものです。下手をすると、「文献にあったのだから、間違いない。これで良いのだ」と現実を無視してしまいがちです。

ルール6 「その時、その場でできること」を積み重ねる

　理想を掲げて遠い目標を夢見るよりは、「今、この場でできること」を積み重ねることはとても大事なことです。「今自分にできること。頑張ればできそうなこと。そういうことを積み重ねていかないと、遠くの大きな目標に近づいてこない」ということをイチローも言っています。

CAMRならではの治療技術

　CAMRは治療方略の体系です。そのため、既存の治療技術を使うのが基本です。しかし、必要なのにもかかわらず、既存の治療技術として存在しないものもあります。そこで、CAMR独自に生み出された治療技術の体系が3つあります。

技術1　状況評価

　目の前の問題を理解するために「何がどう起きているか」を理解することが状況評価です。

　「問題発生図」はそれを視覚化する技術で、紙の上に鉛筆で、目に見える出来事や聞いた出来事などを書いていきます。関係している要素や、部分で起きている因果を書き加え、影響の方向や時間的な流れを矢印で示します。単純な因果関係の説明では矛盾する状況も、上手く説明できることが多いですし、それによって新しいアプローチを工夫することもできます。本書には登場していませんが、他にも「要素間分析」という状況評価の方法もあります。

技術2　足場作り

足場作りについては、達之介さんにみっちり鍛えられました。ほめたり、訓練目的と効果をはっきりさせたり、徒手療法を使ったりして、心身の準備状態を作り、課題を通した訓練効果を上げることができるのです。

技術3　課題設定

マシントレーニングによって、筋繊維を太くすることはできます。ただそれは筋肉を部品として太くするということです。座位で抵抗を加えた下腿を持ち上げて、大腿四頭筋を太くします。筋繊維は太くなり力は増します。しかし骨盤・大腿を固定されて、下腿を持ち上げるというスキルを身につけているだけです。

もし立位姿勢を安定させたいならば、立位の課題（狭い基底面内に重心を保持しながら、体を支え、全身の筋群を調整し強化していく）でなければ用をなさないことになります。**運動余力を改善するとは、「必要な運動リソースを豊富にする＋課題達成のための運動リソースの利用方法である運動スキルを多彩にする」の2つを同時に進めていくことなのです。**

だから適切な運動課題を通して、運動余力を改善していくのです。

課題設定を行う際には、以下の点に気をつける必要があります。

①その時その場で何とか達成・成功できる課題設定であること。（「できないなら手伝ってできるという課題に変える」など）
②多少は挑戦的であることが好ましい。その結果、得られる達成感・成功感も大きい。
③患者の希望にそった課題であることが好ましい。
　（「歩くことを希望する」患者さんが立てそうになくても、「座面を高

くしてなるべく立位に近い姿勢をとる」ことや、ブリッジを用いて「先では立位につながる」と説明することなど）

　またCAMRでは、できあいの運動課題として「実りある繰り返し課題」が用意されています。

達之介さんと過ごした1年を
振り返って

　達之介さんが金原園に赴任してからのこの1年は、金原園のリハビリテーション部にとって非常に大きな変化のあった年でした。僕たちは徒手療法の大切さに気づき、それをどう利用するかという治療方略の大切さを知ったのです。

　患者さんにコンプリメントを繰り返していると、訓練室に活気が出てきました。患者さんをほめると、患者さんも元気になりますし、なぜか自分たちも明るくなります。それで施設の評判も良くなったようです。「金原園のリハビリは患者さんも家族も良くなるからと喜ばれる。それにとても明るくて活気がある」と、近隣のケアマネさんたちが宣伝してくれるようになって利用者も増えました。

　また常に全体の状況把握のために問題発生図を書くようになり、患者さんのリハビリも、これまでよりはるかに短期間で効果的に行えるようになったと思います。もちろん僕はまだまだ未熟で、しばしば達之介さんに助けてもらっています。けれども、確実に前進している感じがあります。

　振り返ると、僕はあまりリハビリに興味がないというか、熱心ではなく、日々なんとなく流れ作業的に過ごしていたのです。リハビリは適当にやっていても患者さんから感謝されることもあるし、それで満足していました。でも、今はとてもリハビリが面白い。もっと意欲的に色々学んでいきたいと思っています。

　またスタッフ間での話し合いも増えました。誰かが今抱えている問題を話すと、全員が興味を持って状況評価したり、状況変化の方法を話し合ったりしています。ああ、リハビリってこんなに面白かったんだ！

　介護主任の千穂さんは、あれからCAMRのアプローチを介護に取り

入れることを試みているようです。

　最近はこんなことがありました。

　認知症で帰宅願望の強いＦさんは、いつも誰彼かまわず捕まえては「家に帰して！　どうやったら家に帰れるん？　あんたが送ってくれるの？」と話しかけ、つきまとい、離しません。一日中施設を徘徊しては、誰かを見つけるたびに近づいてこれを繰り返します。それで他の患者さんや職員はだんだん嫌がって、Ｆさんを避けるようになりました。

　そうするとＦさんはますます不穏になり、「なんでみんな逃げるんよ！　なんで私をこんな辛い目に遭わせるの！」とますます激しく施設内を徘徊し、誰彼かまわず怒鳴るようになりました。

　スタッフの1人が、「原因はＦさんが寂しいせいだと思います。できるだけ時間を割いて、よく話を聞いて相手をしてあげましょう。そしたら落ち着いてくるのでは？」と提案したのです。

　千穂さんは「それはとても良い考えだと思います。だからたまたまそれができるスタッフはそうしてあげるといいと思います。でも大抵の場合、みんな忙しくて手が空いているわけではないので、難しい時も多いです。それで、誰にでもすぐにできる提案なんですけど、（Ｆさんの問題発生図 図1 を見せながら）多くの人がＦさんを見ると避けたり、逃げたりしています。どっちかというとこれが問題です。

　だから逆にこちらから近づいて、Ｆさんより先に声をかけるのです。下の名前で「○○子さん、おはようございます」などとあいさつだけでもしたらどうでしょう？　そのあとで通り過ぎてもかまいません。ひとこと何か言ってその場を去る──天気のことでも季節のことでもいいです。これなら誰にでもできるんじゃないでしょうか？」と提案したそうです。

　この提案は「それなら何とかできそう」とスタッフ全員が受け入れて、直ちに全職員に伝えられました。翌日から皆が「○○子さん、おはよう」「○○子さん、雨がよう降るね」「○○子さん、いい服を着ている

図1 Fさんの問題発生図

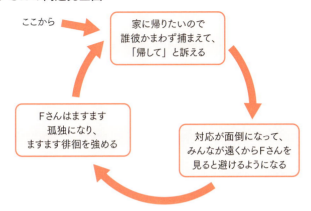

ね」などと声かけをして、2日もするとFさんは帰宅要求だけではなく、普通の世間話を多くするようになり、徘徊も大幅に減って、落ち着いて過ごすようになりました。

　全員が近づいてきて下の名前を呼んで声かけするだけで、みなが自分のことを知っていると安心した……という状況変化を起こしたのかもしれません。

　千穂さんは問題発生図の「対応が面倒になって、皆が遠くからFさんを見ると避けるようになる」という過程を逆に「近づいて先に一声かける」に置き換えて悪循環を壊したのです。「その時、その場でできる状況変化を積み重ねる」というCAMRのやり方そのものです。

　僕はこの話を聞いて、とても悔しくなりました。僕もいつかそんな解決策を思いついて、みんなから「スゴイ、ジロさん！　さすがリハビリの達人！」などと呼ばれてみたいものです。

　あと、一年つきあってみて、達之介さんはリアルなおかまなのか、わざとおかまのふりをしているだけなのか……。実のところ僕にはよくわかりません！　押忍！

参考文献

「プラシーボ手術」について

1) Staples MP, Kallmes DF, et al: Effectiveness of vertebroplasty using individual patient data from two randomised placebo controlled trials: meta-analysis. BMJ. 2011 Jul 12;343:d3952.

2) Buchbinder R, Osborne RH, et al: Staples MP, Murphy B. A randomized trial of vertebroplasty for painful osteoporotic vertebral fractures. N Engl J Med. 2009 Aug 6;361(6):557-68.

「コンプリメント」について

3) 森俊夫,黒沢幸子:〈森・黒沢のワークショップで学ぶ〉解決志向ブリーフセラピー, 本の杜出版,2002.

「例外探し」について

4) 長谷川啓三: 家族内パラドックス. 彩古書房, 1987.

「内骨格系と外骨格系動物」について

5) ニコライ・A・ベルンシュタイン;「デクステリティ 巧みさとその発達」,工藤和俊訳,佐々木正人監訳,金子書房, 2003.

「70代の歩行の平均データ」について

6) 伊東元、その他: 健常男子の最大速度歩行時における歩行周期の加齢変化. 日本老年医学界雑誌 26巻4号 p347-352, 1989.

「運動は姿勢の変化」について

7) 佐々木正人:アフォーダンス─新しい認知の理論. 岩波科学ライブラリー, 1994.

「偽解決」について

8) P.ワッラウィック, 他: 変化の原理 問題の形成と解決. 長谷川啓三訳, りぶらりあ選書, 1992.

「キャッチ収縮」について

9) 盛田フミ:貝はいかにして殻を閉じ続けるか？ -省エネ筋収縮"キャッチ"の制御と分子機構. タンパク質 核酸 酵素 Vol33 No8, 1988.

10) Dietz V, Quintern J, et al: Electrophysiological Studies of Gait in Spasticity and Rigidity. Brain, 104:431-449, 1981.

11) Berger W, et al: Tension development and muscle activation in the leg during gait and spastic hemiparesis: independence of muscle hypertonia and exaggerated stretch reflex. J Neurol Neurosurg Psychiatry. 47:1029-1033, 1984.

おわりに

　この30年間、いろいろなセラピストを見てきました。知識は豊富だけど口ばかりのセラピスト。心意気はあるが工夫もなく突っ込んでは失敗を繰り返し、時には自分の体を痛めてしまうセラピスト。技術を学び技術を向上させることだけに夢中のセラピスト。なんの意気込みも持たず、ただ流れ作業的に仕事をこなすセラピスト……。

　また素晴らしいセラピストたちも見てきました。知識や技術だけでなく、心意気と工夫に溢れたセラピストたちです。

　正直、僕のセラピスト人生は、知識も技術も心意気も工夫もなく始まりました。ただ毎日の仕事を流れ作業的にこなしていたのです。そんな僕が少しずつでも成長できたのは、周りにいらっしゃった素晴らしい先輩セラピスト達のおかげだと思っています。

　彼らは明らかに、学校で習ったものとは違う考え方や方法で訓練を進めていました。より良い訓練効果を生み出すために、現場で試行錯誤を重ねるうちに「自分なりの方法論」を工夫してきたのでしょう。

　ただこのように、臨床で経験的に生み出された考え方や方法はあまり言葉にされることがなく、そのセラピストの個人的経験、個人的財産として消えてしまいます。どうしてそんなことをするのかを聞いても、なかなか言葉にはなりません。おそらく本人も容易に言葉にはできないのでしょう。「なんとなく、そうすると良かった」と言うばかりです。

　現場には言葉にはならない知識や技術や方法論があるのです。しかしそれは人には伝えられないのです。僕は以前からとても惜しいことであると思っていました。

　そして僕は自分なりにいろいろな経験を重ね、システム論と出会ってCAMRを組み立てるうちに、そんな先輩セラピスト達の見つけた方法論がわずかでも理解でき、言葉にできるようになったのではないかと思っています。そんないろいろな想いも本書に込めています。今のとこ

ろ、まだまとまりきれていないと思いますが、ここまで読んでいただき本当にありがとうございます。

「リハビリは知識と技術だけでなく、心意気と工夫でやるものだ！」とつくづく思います。 困難な問題にぶつかっても、利用可能な資源を探り治療方略を工夫することを諦めないで欲しいのです。

本書を上梓するにあたっては、たくさんの方々のお世話になりました。CAMR研究会の秋山真理子さん、田上幸生さん、上田法のシニア国際インストラクターの江藤隆夫先生にはたくさんの意見やアイデアをいただきました。ありがとうございました。

同じ職場の同僚には、日頃からいろいろと支えてもらっています。とくに病院や介護保険事業で出会ったたくさんの患者様や利用者様に支えられ、楽しく仕事ができたことで、本書は完成できたと思います。ありがとうございます。

本書は元々、『説明の言葉　解決の言葉　諦めの言葉──臨床現場での諦めの言葉をなくすために』という堅苦しいテーマと内容の原稿でした。僕はそれを医療系の出版社にせっせと送りました。結果、各出版社から「売れない本です」とつれなく断られ、その数は11社に上ります。そしていよいよ僕には自費出版しか手がなくなったと思いました……。

まさにその時、金原出版の編集の石黒さんから「わかりやすく書き換えてみませんか？」と声をかけていただいたのです。若者の本離れや最近の出版業界の流れなどを説明してもらい、会話を中心に読み進めていくストーリー形式という、無茶なくらい大幅なリライトを提案されました。結果、もう一度気力を振り絞って書き直し、めでたく出版の運びとなりました。特に御礼申し上げます。押忍！

　2016年12月　　　　　　　　　　　　　　　　　　　　　　西尾幸敏

西尾 幸敏（にしお・ゆきとし）
CAMR研究会代表
元 国立呉病院附属リハビリテーション学院理学療法学科 教官

執筆者略歴

介護老人保健施設にてパートの理学療法士として勤務。
CAMR研究会代表、元 国立呉病院附属リハビリテーション学院 理学療法学科教官、上田法研究会理事。
一貫して臨床現場の第一線でリハビリをしながら、臨床現場の課題を解決できるリハビリ法（CAMR）を開発・啓蒙している。
1957年生まれ、国立呉病院付属リハビリテーション学院理学療法学科卒。
国立療養所での勤務を経て、1989年に国立呉病院附属リハビリテーション学院 理学療法学科にて教鞭を執る。同年に上田法治療研究会に入会し、上田先生からシステム論を学ぶ。1991年にアメリカのイリノイ大学に留学。ケシュナー助教授の下、システム論と課題主導型アプローチを学ぶ。
システム論を臨床現場で活かすために急性期病院に勤務していたが、2005年に母親の認知症がひどくなり、自宅介護のために退職。介護をしながら障害者支援施設に勤務し、その後、現在の介護老人保健施設に勤める。
2007年よりドイツの上田法講習会で「システム論を基にしたアプローチ」の講義を3回にわたり担当。2013年にCAMR研究会を創設。

CAMR研究会 HomePage
http://www.ne.jp/asahi/contextual-approach/workshop/
CAMR研究会 FacebookPage
https://www.facebook.com/Contextualapproach/

PT・OT が現場ですぐに使える
リハビリのコミュ力(りょく)　定価(本体2,200円+税)

2017年1月20日　第1版第1刷発行

著　者　西尾(にしお)　幸敏(ゆきとし)

発行者　福村　直樹

発行所　金原出版株式会社
　　　　〒113-0034 東京都文京区湯島2-31-14
　　　　電話　編集(03)3811-7162
　　　　　　　営業(03)3811-7184
　　　　FAX　　(03)3813-0288
　　　　振替口座　00120-4-151494
　　　　http://www.kanehara-shuppan.co.jp/

© 西尾幸敏, 2017
検印省略
Printed in Japan

ISBN 978-4-307-75049-3　　印刷・製本／シナノ印刷

JCOPY　<(社)出版者著作権管理機構 委託出版物>
本書の無断複製は著作権法上での例外を除き禁じられています。複製される場合は、そのつど事前に、(社)出版者著作権管理機構(電話 03-3513-6969, FAX 03-3513-6979, e-mail : info@jcopy.or.jp)の許諾を得てください。

小社は捺印または貼付紙をもって定価を変更致しません。
乱丁，落丁のものはお買上げ書店または小社にてお取り替え致します。

PT・OTのための画像のみかた

山下 敏彦 監修　射場 浩介/玉川 光春/片寄 正樹 編

中枢神経疾患,運動器疾患,神経筋疾患,呼吸器・循環器疾患,消化器・泌尿器造影画像のみかたの5章構成。各章冒頭では正常像を提示し,疾患の画像と対比できる。導入としてMRIの基本原理もわかりやすく解説。

◆B5判　304頁　◆定価(本体3,700円+税)　ISBN978-4-307-75047-9

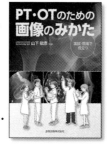

実践リハビリテーション・シリーズ

脳卒中の機能評価
SIASとFIM［基礎編］

千野 直一/椿原 彰夫/園田 茂/道免 和久/高橋 秀寿 編著

効果的な脳卒中リハビリテーションに欠かせない機能障害の評価として脳卒中機能評価法(SIAS)、能力低下の評価として機能的自立度評価法(FIM)を取り上げ、徹底的に解説した待望の書。

◆A5判　152頁　◆定価(本体2,600円+税)　ISBN978-4-307-75033-2

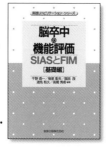

知りたかった！
PT・OTのための発達障害ガイド

新田 收/笹田 哲/内 昌之 編

本書では狭義の発達障害である「自閉症,アスペルガー症候群とその他の広汎性発達障害,学習障害,注意欠陥・多動性障害」のみならず,より広義に発達症障害をカバーし,脳性麻痺や筋ジストロフィーなどの運動発達の障害も取り上げた。

◆B5判　300頁　◆定価(本体4,600円+税)　ISBN978-4-307-25154-9

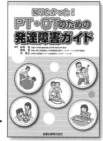

なるほど！失語症の評価と治療
検査結果の解釈から訓練法の立案まで

小嶋 知幸 編著　大塚 裕一/宮本 恵美 執筆

「基礎編」「検査編」「訓練編」「症例編」の4編で構成。検査編では、聴覚的理解、読解、発話、書字の4つの言語モダリティーの情報処理の流れをイラストやチャート図を多用して解説。訓練編では、情報処理過程の障害メカニズムとタイプ分類を提示し、それぞれの訓練法とノウハウを示した。各章には理解を深めるための「チェックポイント」を。巻末付録に「学習確認テスト」「訓練教材のサンプル」を収載。

◆B5判　136頁　◆定価(本体4,800円+税)　ISBN978-4-307-75023-3

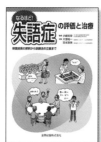

金原出版　〒113-0034 東京都文京区湯島2-31-14　振替00120-4-151494
TEL03-3811-7184(営業部直通)　FAX03-3813-0288
ホームページ http://www.kanehara-shuppan.co.jp/